Dr. med. Gunter Frank

FRAGEN SIE IHREN ARZT – ABER RICHTIG!

Was Patienten stark macht

Stadtbibliothek Neu-Isenburg

südwest

INHALT

VORWORT   **4**

STARKER PATIENT – GUTE BEHANDLUNG   **6**
Zu Risiken und Nebenwirkungen fragen Sie Ihren Arzt …   8
Moderne Medizin – Licht und Schatten   9
Fragen ist Gold   11
Drei Hürden auf dem Weg zum starken Patienten   13

VOR DEM ARZTBESUCH   **18**
Gute Vorbereitung – gute Informationen – gute Entscheidung   20
Grundwissen für starke Patienten   23
Therapeutische Erfahrung – aus eigener Anschauung   24
Nutzennachweis durch Anwendungsstudien   35
Verschiedene Studienarten   36
Der Studien-TÜV   40
Wann Erfahrung, wann Studien?   42
Therapieentscheidungen im ärztlichen Alltag   44

WÄHREND DES ARZTBESUCHS   **48**
Mit dem 5-Punkte-Plan zu einer guten Therapieentscheidung   50
Punkt 1: Erkrankung und Behandlungsziel   50
Punkt 2: Therapie besser als natürlicher Heilungsverlauf?   54
Punkt 3: Was bedeuten die Therapievorteile konkret für mich?   57
Punkt 4: Nachteile und Nebenwirkungen   65
Punkt 5: Behandlungsalternativen   73
Die wichtigste Frage zum Schluss   83
Der 5-Punkte-Plan auf einen Blick   84

PSYCHOLOGISCHE BARRIEREN ÜBERWINDEN 88
Die psychologische Situation des Patienten 90
Die vier Grundtypen unserer Persönlichkeit 92
Die Zuversichtliche 94
Der Warner 96
Die Vernünftige 98
Der Spontane 100
Bedeutung für den Patienten 102
Test: Welcher Patiententyp sind Sie? 103
Gezielte Vorbereitung: Wenn-dann-Pläne 111
Wenn-dann-Pläne für die vier Grundtypen 116

NACH DEM ARZTBESUCH 120
Auswertung der ärztlichen Beratung 122
Entscheidungsphase – lassen Sie sich Zeit 129
Die Entscheidung – auch eine Abwägung nach Gefühl 132
Arztwahl und Behandlungsinformationen – die Suche im Internet 140
Schlussgedanken: Starker Patient, starkes Gesundheitssystem 141

ANHANG 150
Danksagung 155
Kontakt/Quellen/Literaturempfehlungen 156
Register 157
Impressum 160

VORWORT

Arzt zu sein ist ein wunderbarer Beruf. Die moderne Medizin bietet viele Möglichkeiten, Leid zu lindern und sogar Leben zu retten. Umso seltsamer erscheint es, dass ich, je länger ich Arzt bin, desto mehr versuche, Patienten vor der heutigen Medizin zu schützen. Genauer: vor den Nebenwirkungen einer verantwortungslosen Übertherapie und Überdiagnostik, die sich zu einer großen Bedrohung für unsere Gesundheit entwickelt haben. Dies ist keine Verschwörungstheorie, sondern schlichte Realität.

Das habe ich mir als Medizinstudent anders vorgestellt. In meiner Fantasie sah ich mich als Arzt, der schwere Krankheiten erkennt und erfolgreich therapiert oder lebensrettende Operationen durchführt. Situationen, die ich später als Notarzt und in der Chirurgie auch erleben durfte. Aber ich wollte nicht Notarzt bleiben, sondern mich als selbstständiger Arzt in eigener Praxis niederlassen. Deshalb durchlief ich in Krankenhäusern und Arztpraxen die dafür notwendigen Ausbildungszeiten in verschiedenen Abteilungen. Als Assistenzarzt wuchs dabei das Bewusstsein, dass etwas nicht stimmt mit unserer Medizin. Mir wurde langsam, aber stetig klarer, dass viele Probleme, aufgrund derer man Patienten ins Krankenhaus einweist, durch die Medizin selbst verursacht werden – und dass die Medizin, die wir lehrbuchgemäß praktizieren, oft nicht Teil der Lösung, sondern Teil dieses Problems ist. Später, als selbstständiger Arzt, erlebte ich immer häufiger, dass es Patienten besser ging, wenn man sie vor vielen Verordnungen und Verschreibungen, oft frisch aus dem Krankenhaus entlassen, schützte.

Die erstaunlichste Erfahrung war jedoch, dass diese Erkenntnis kaum einen Kollegen interessierte. Vom Internisten bis zum Universitätsmediziner verschließen fast alle die Augen vor dieser immensen Fehlentwicklung der modernen Medizin. Dieses Desinteresse war für mich rätselhaft, und so fing ich an, in diesem von außen undurchdringlich erscheinenden Dschungel unseres Gesundheitssystems zu recherchieren und Zusammenhänge zu erkennen. Daraus wurden Bücher. In *Schlechte Medizin* wird erklärt, wie die medizinische Wissenschaft funktioniert und warum es so einfach ist, sie zu manipulieren. Im Folgebuch *Gebrauchsanweisung für Ihren Arzt* geht es vor allem darum, warum Ärzte ihre Patienten so wenig vor den negativen Folgen schützen und man deshalb als Patient selbst aktiv werden muss.

Unzählige Zuschriften von Patienten, Krankenschwestern und -pflegern, Mitarbeitern medizinischer Fachzeitschriften oder Arztpraxen, Kollegen und – meist im Ruhestand befindlicher – Professoren bestätigten aus eigener Erfahrung die bedenkliche Situation. Viele Leser regten dabei an, eine einfachere Buchversion nachzulegen. Ohne ausführliche Hintergrundinformationen und Quellen, dafür mit einer klaren und praktikablen Ausrichtung: Was kann ich als Patient denn nun genau tun, um mich vor einer schlechten Medizin zu schützen? Deshalb folgt nun mit diesem Buch der kompakte Ratgeber.

Ich wünsche Ihnen viel Freude beim Lesen und viel Erfolg beim Umsetzen der Ratschläge.

Dr. med. Gunter Frank

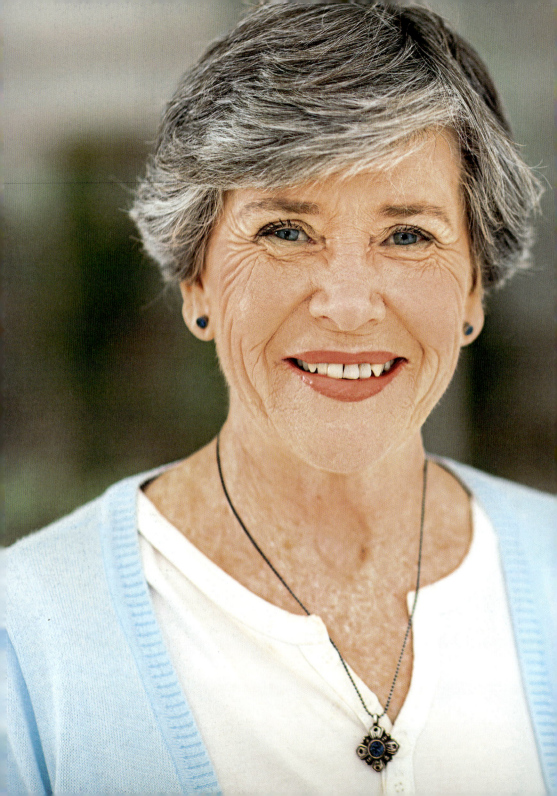

STARKER PATIENT – GUTE BEHANDLUNG

Unsicherheit, offene Fragen, Zweifel an der gewählten Behandlungsmethode – das ist nach einem Arztbesuch leider vielerorts immer noch gängige Praxis. Der Patient hat wenig von dem, was ihm der Arzt gesagt hat, verstanden und stimmt der Behandlung in der vagen Hoffnung zu, sie werde ihm schon irgendwie helfen. Doch das kann trügerisch sein. Die Zahl unnötiger Therapien und damit verbundener Nebenwirkungen steigt stark an. Patienten, die mit ihrem Arzt vor einer Behandlung die Vor- und Nachteile ausreichend und verständlich besprechen, können sich davor schützen. Werden Sie zu einem selbstbewussten Patienten, der die dazu notwendigen Informationen aktiv einfordert – indem Sie die richtigen Fragen stellen.

STARKER PATIENT – GUTE BEHANDLUNG

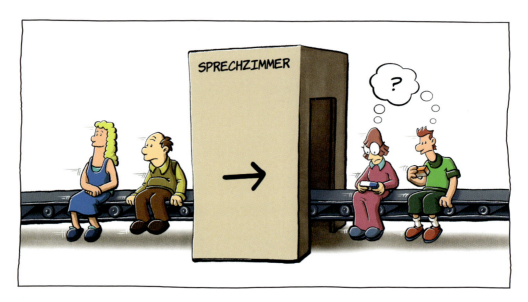

ZU RISIKEN UND NEBENWIRKUNGEN FRAGEN SIE IHREN ARZT …

Sicherlich kennen Sie diese Aufforderung, die jeder Medikamentenwerbung folgt. Aber eigentlich wäre sie gar nicht notwendig, denn folgende Regeln sind längst geltendes Recht:
Ihr Arzt muss Sie über Ihre Behandlung ausführlich und verständlich aufklären und beraten, und zwar vor, während und nach der Behandlung. Von dieser Regelung gibt es nur wenige Ausnahmen, beispielsweise dann, wenn der Patient bewusstlos ist oder wenn es um Leben und Tod geht, der Patient also eilig behandelt oder operiert werden muss.
Ihr Arzt muss sicherstellen, dass Sie die Informationen gut verstanden haben. Nach der Aufklärung und Beratung muss er Ihnen genügend Zeit geben, damit Sie sich in Ruhe für oder gegen eine Behandlung entscheiden können. Leider machen viele Patienten im ärztlichen Beratungsgespräch ganz andere Erfahrungen. Aufklärung gibt es kaum, und wenn, dann nur mit schwer verständlichen Zahlen und auf Fachchinesisch. Viele Ärzte sind gehetzt und nehmen sich keine Zeit, um auf die Fragen ihrer Patienten ausführlich einzugehen. Somit erleben Patienten ärztliche Aufklärungsgespräche oft als

unvollständig und willigen dann mit einem schlechten Gefühl in Therapien ein, deren tatsächliche Auswirkungen ihnen unbekannt sind. Ihnen bleibt meist gar nichts anderes übrig, als der Medizin blind zu vertrauen.
In Politik und Medizin wird zwar stets die Einbindung des Patienten bei medizinischen Entscheidungen gefordert, doch dazu benötigen Sie vor allem eines: gute, verlässliche und leicht verständliche Informationen darüber, was die vorgeschlagene Behandlung tatsächlich bewirken wird, sowohl in positiver als auch in negativer Hinsicht. Denn wie sollten Sie sonst wissen, was gut oder schlecht für Sie ist? Doch dieses Ideal einer sogenannten informierten Patientenentscheidung liegt in den Sprechzimmern und Krankenhäusern auch im 21. Jahrhundert noch in weiter Ferne. Das ist nicht nur unzeitgemäß, sondern kann auch gefährlich für Sie sein.

MODERNE MEDIZIN – LICHT UND SCHATTEN

Um von Anfang an keine Zweifel aufkommen zu lassen: Wir haben in Deutschland eine hervorragende Medizin. Sie ist in der Lage, verkalkte Herzklappen durch hochwertige künstliche Herzklappen zu ersetzen, Schlaganfällen vorzubeugen, seltene Tumoren durch komplizierte Operationen zu heilen und so vieles mehr gut zu behandeln. Und die Chancen stehen gut, dabei auf hochmotivierte und kompetente Ärztinnen und Ärzte, Pflegerinnen und Pfleger zu treffen, die ihre Patienten durch diese schweren Erkrankungen hindurch begleiten, ohne ständig auf die Uhr zu sehen. Man kann dafür nur dankbar sein.
Es gibt aber auch eine Schattenseite der Medizin. Viele – sehr viele – Patienten werden täglich mit einer Medizin behandelt, deren Nutzen nicht belegt ist und deren Nebenwirkungen dafür umso deutlicher zu spüren sind. Leider stehen auch hier die Chancen gut, dabei einer überflüssigen Diagnostik und Therapie ausgesetzt zu werden, die dem Patienten mehr schadet als hilft. Und dieser Teil der Medizin wächst. Vor allem deshalb, weil der ökonomische Einfluss in der Medizin immer größer wird. Pharmafirmen, private Träger von Krankenhäusern und inzwischen auch Arztpraxen stehen unter dem wachsenden Druck, immer höhere Umsätze erwirtschaften zu müssen. Diese erwirtschaftet man in erster Linie dadurch, dass man an möglichst vielen Patienten möglichst viel Medizin betreibt.

STARKER PATIENT – GUTE BEHANDLUNG

ES WIRD IMMER MEHR THERAPIERT

- *Im Jahr 2012 verordneten Ärzte mehr als 38 Milliarden Tagesrationen vielfältigster Medikamente. 2004 waren es beispielsweise noch 26 Milliarden. Ein Anstieg von 45 Prozent in nur acht Jahren.*

- *Die gesetzlichen Krankenkassen gaben 2012 für diese Medikamente 31 Milliarden Euro aus. 1980 waren es umgerechnet sieben Milliarden. Eine Steigerung von über 440 Prozent.*

- *Vergleichbar steigen auch die Zahlen für lukrative Eingriffe wie Gelenk- und Rückenoperationen oder Herzkatheter stetig an.*

- *Das Ausmaß dieser Steigerungen ist medizinisch kaum begründbar, auch nicht durch das immer höhere Alter der Patienten. Es ist vielmehr die logische Folge des immensen wirtschaftlichen Drucks auf die Medizinanbieter.*

MIT ZAHLREICHEN RISIKEN VERBUNDEN

Während der medizinische Sinn der massiv ansteigenden Behandlungen sehr fragwürdig ist, treten die damit verbundenen gefährlichen Nebenwirkungen umso deutlicher zutage: Die Anzahl der von Ärzten gemeldeten Arzneimittelzwischenfälle im Jahr 1996 betrug 5547. Im Jahr 2012 waren es 24 421. Die Anzahl der dabei gemeldeten Todesfälle stieg von 451 auf 2425. Dies entspricht einer Steigerung von über 500 Prozent. Man muss dabei von einer deutlich größeren Dunkelziffer ausgehen, denn die meisten Fälle werden gar nicht offiziell gemeldet.

Nach seriösen Schätzungen der Johns-Hopkins-Universität kam es in den USA im Jahr 2000 durch unnötige Behandlungen in Arztpraxen zu Nebenwirkungen, die eine Reihe schwerwiegender Konsequenzen nach sich zogen:

- 116 Millionen zusätzliche Arztbesuche
- 77 Millionen Extraverschreibungen
- 17 Millionen Notfallbehandlungen im Zuge der Nebenwirkungen
- 8 Millionen Krankenhauseinweisungen
- 199 000 Todesfälle, die ohne die Behandlung nicht eingetreten wären

Insgesamt gehen die Forscher von mindestens 225 000 vermeidbaren Toten in den USA pro Jahr aus. Dabei gehen die meisten auf das Konto der Übertherapien. Somit wäre die ärztliche Behandlung Todesursache Nummer 3 nach Herzkrankheiten und Krebs, aber vor Schlaganfällen, Diabetes und Unfällen. Eine solch umfassende Schätzung gibt es für Deutschland nicht. Die Problematik ist jedoch ähnlich. Das würde für Deutschland rund 50 000 Todesfälle im Jahr bedeuten, die durch unnötig verordnete medizinische Behandlungen verursacht werden und damit grundsätzlich vermeidbar sind.

Nicht vergessen werden darf an dieser Stelle, dass die oben genannten Zahlen durch die offizielle Lehrmedizin verursacht werden, die sich selbst gern als wissenschaftlich, objektiv und seriös von Außenseitermethoden abgrenzt. Diese Feststellung ist kein Plädoyer gegen die Schulmedizin, ganz im Gegenteil: Wir brauchen sie dringend. Denken wir nur an die Schmerzspritze beim Zahnarzt. Doch ihre Schattenseite wird größer. Die gute Nachricht jedoch lautet: Diese bedenkliche Entwicklung könnte relativ einfach gestoppt werden.

FRAGEN IST GOLD

Der Hauptgrund dafür, dass sich Übertherapien immer mehr ausbreiten, liegt darin, dass in der Medizin zu wenig nachgefragt wird. Zum einen müssten die Forscher an den Universitäten die von der Industrie bezahlten Studien viel nachdrücklicher hinterfragen. Dann würden die Veröffentlichungen in der medizinischen Wissenschaft deutlich realistischer und weniger industriefreundlich ausfallen. Zum anderen müssten die praktischen Ärzte die Qualität der wissenschaftlichen Behandlungsleitlinien viel genauer überprüfen. Dann würde ihnen klar werden, dass viele offizielle Empfehlungen von der Blutdruckeinstellung bis zur Chemotherapie in Wirklichkeit auf reiner Spekulation beruhen und Nebenwirkungen nur unzureichend erfassen.

Es gibt durchaus Bewegungen innerhalb der Ärzteschaft, die dies fordern und sich dafür engagieren. Leider nur mit mäßigem Erfolg, und dies wird sich realistisch gesehen in nächster Zukunft auch nicht ändern. Denn man muss es offen sagen: Ärzte und ihre Vertretungen wie die Ärztekammern, die Kassenärztlichen Vereinigungen und vor allem die wissenschaftlichen Fachgesellschaften sind heute in diese wirtschaftlichen Zwänge mehr eingebunden, als es für unser Gesundheitssystem gut ist.

STARKER PATIENT – GUTE BEHANDLUNG

Wenn sich Patienten dennoch vor einer unnötigen und nebenwirkungsreichen Medizin schützen möchten, kommt es deshalb vor allem auf eines an: Patienten müssen viel mehr, als es heute üblich ist, nachfragen. Sie sollten ihre Ärzte selbstbewusst und zielgerichtet um klare und verständliche Belege für die Behandlungsempfehlungen bitten. Das würde alles ändern – zum Guten.

DEN EIGENEN EINFLUSS NICHT UNTERSCHÄTZEN

Es mag ungewohnt klingen, aber es stimmt: Die mächtigste Position im Gesundheitssystem nimmt der Patient ein. Denn einzig der Patient entscheidet, ob eine Behandlung durchgeführt werden darf oder nicht. Ein Arzt darf keinen Patienten gegen seinen Willen behandeln. Tut er es dennoch, macht er sich strafbar. Sie allein also entscheiden, ob Sie sich behandeln lassen möchten oder nicht. Und wer will schon mit Medikamenten oder Eingriffen behandelt werden, die unnütz oder gar gefährlich sind?

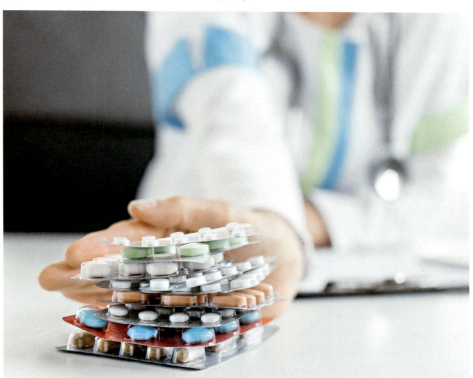

DREI HÜRDEN AUF DEM WEG ZUM STARKEN PATIENTEN

Würden die Patienten anfangen, ihr Recht auf verlässliche Informationen einzufordern, wäre es ungleich schwerer, Therapien ohne eindeutige Belege zu verordnen. Als Gegenargument wird häufig angeführt, Patienten seien doch unzufrieden, wenn sie die Sprechstunde nicht mit einem Rezept in der Hand verließen. Somit seien die Patienten selbst schuld an der immens wachsenden Zahl von Verordnungen. Ich weiß nicht, wer diese Gerüchte in die Welt setzt. Meine Erfahrungen sind anders. Patienten wissen oder zumindest ahnen sehr wohl, dass Medikamente immer auch Nebenwirkungen haben können. Sie sind eher froh, wenn sie keine Tabletten einnehmen müssen. Und ich bin mir ziemlich sicher, dass die meisten Leser dieses Buchs ähnlich denken.

DREI HÜRDEN AUF DEM WEG ZUM STARKEN PATIENTEN

Auch wenn Sie meine Argumente teilen und selbst der Meinung sind, dass man als Patient nach verlässlichen, hilfreichen Informationen aktiv fragen und auf Antworten bestehen sollte – der Weg dorthin ist nicht einfach. Drei Hürden gilt es zu überwinden.

HÜRDE NUMMER 1 – DIE SPRACHE

Unverständliches Fachchinesisch, mit lateinischen und englischen Ausdrücken gespickt, sorgt dafür, dass selbst einfache Zusammenhänge kaum verstanden werden. Wenn es beispielsweise heißt, supraventrikuläre Extrasystolen sind meist die Folge einer vegetativen Dysregulation und einer schlechten Heart-Rate-Variability, könnte man auch sagen, dass es unter Dauerstress zu einem harmlosen Herzstolpern kommen kann, und alles wäre klar. Auch eine idiopathische Hypertonie klingt für den Patienten so eindrucksvoll wie rätselhaft. Das Wort »idiopathisch« bedeutet aber lediglich, dass man die Ursachen nicht kennt. Bluthochdruck mit unbekannter Ursache versteht man hingegen sofort.
Medizinische Informationen werden auf diese Weise immer noch wie eine Art Herrschaftswissen gehandhabt, und das schreckt ab. Infolgedessen trauen sich viele Patienten nicht, einfache Fragen zu stellen, weil sie ihnen zu banal

erscheinen. Doch seien Sie versichert: Die deutsche Übersetzung vieler medizinischer Begriffe ist auch nicht gerade beeindruckend, aber viel realitätsnäher. Verwenden Sie ruhig eine einfache, verständliche Sprache und bitten Sie auch Ihre Ärzte, dies zu tun. Dazu ist der Arzt im Übrigen auch verpflichtet.

HÜRDE NUMMER 2 – WONACH GENAU SOLL ICH FRAGEN?

Wie erfragt man den Nutzen einer Therapie? Welche Fragen muss man stellen und wie geht man mit den ärztlichen Antworten um? Was bedeuten Prozentzahlen zu Risiken und Nebenwirkungen genau und wie relevant sind sie für den Patienten? Wie kann man einschätzen, welche Qualität die Empfehlung des Arztes wirklich hat? Um dies beurteilen zu können, gibt es zwei unterschiedliche Bewertungsarten.

Mit der ersten kennen Sie sich selbst gut aus. Es geht darum einzuschätzen, ob ein Arzt eine ausreichende therapeutische Erfahrung besitzt – und zwar genau für Ihren Behandlungsfall. Kann er wirklich einschätzen, ob die vorgeschlagene Therapie gut für Sie ist und das auch langfristig? Eine solche Abwägung haben Sie selbst schon oft getroffen: wenn Sie beispielsweise einen Schreiner suchen, der Ihnen eine Küche einbaut, oder einen Installateur, der ein Waschbecken montieren soll. Dann machen Sie sich vorher auch ein Bild bezüglich seiner Fähigkeiten. Sie lassen sich Vorarbeiten zeigen, sehen bei Bekannten das Ergebnis seiner bisherigen Arbeit und schätzen seine Fähigkeiten ein. Außerdem schauen Sie sich noch seine Persönlichkeit an: Wirkt er zuverlässig oder konfus, geht er auf Ihre Vorstellungen ein oder verhält er sich komisch? Kurz, Sie machen sich ein Gesamtbild und entscheiden dann, ob Sie seinen Fähigkeiten vertrauen können oder nicht.

Auch viele medizinische Behandlungen sind genau betrachtet gutes Handwerk. Dies gilt für die Ausführung einer Operation wie den Einbau eines künstlichen Hüftgelenks oder die Entfernung eines entzündeten Blinddarms, für die Behandlung akuter Notfälle, etwa eines offenen Schienbeinbruchs oder einer Blutvergiftung, oder auch für die Abklärung eines Verdachtsfalles wie ein ungewöhnliches Muttermal oder eine grundlose, lang anhaltende Heiserkeit. Für eine gute Behandlung bedarf es in solchen Fällen nicht aktueller Studien, sondern vor allem Erfahrung und Übung. Ich werde Ihnen deshalb genau erklären, in welchen Behandlungsfällen die therapeutische Erfahrung Ihres Arztes ausschlaggebend für eine gute Behandlung ist und wie Sie diese gezielt erfragen und einschätzen können.

DREI HÜRDEN AUF DEM WEG ZUM STARKEN PATIENTEN

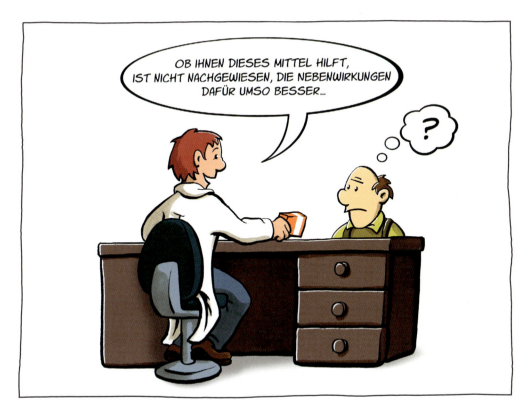

EINBEZIEHEN WISSENSCHAFTLICHER STUDIEN

Die zweite Bewertungsart ist schwieriger. Viele Patienten müssen dabei Neuland betreten. Es geht um die Einschätzung, ob Ihr Arzt die Ergebnisse der aktuellen wissenschaftlichen Studien zu Ihrem Behandlungsfall kennt oder nicht. Ein Handwerker braucht keine wissenschaftlichen Studien, um einen stabilen Tisch zu bauen oder Wasserleitungen fachgerecht anzuschließen. In der Medizin gibt es jedoch viele Situationen, in denen ein Arzt dringend Studien benötigt, um beurteilen zu können, ob eine Behandlung für den Patienten gut oder vielleicht sogar eher schädlich ist. In solchen Fällen kann der Sinn einer Behandlung nicht allein durch eigene Erfahrung eingeschätzt werden, beispielsweise dann nicht, wenn ein Erfolg zu selten vorkommt – etwa bei einer Vorsorgeuntersuchung – oder wenn das Behandlungsziel in zu weiter Zukunft liegt – etwa beim Verhindern von Spätfolgen durch eine Blutzuckereinstellung. Hier braucht er Studienwissen. Kennt sich Ihr Arzt damit nicht aus, weiß er auch nicht, was er tut.

Während es Ihnen sicher leichtfällt, Fragen bezüglich der therapeutischen Erfahrung zu stellen und sich dabei sicher zu fühlen, geht es Ihnen bei Fragen nach dem aktuellen Studienwissen wahrscheinlich anders. Auf diesem Gebiet werden sich die meisten Patienten alles andere als heimisch fühlen. Es erscheint kaum vorstellbar, wie man seinem Arzt solche Fragen stellen soll, geschweige denn, dass man die Antworten einschätzen kann. Schließlich ist nicht jeder Fachmann für statistische Wahrscheinlichkeitsrechnungen. Doch genau hier verläuft eine der wichtigsten Trennlinien zwischen guter und schlechter Medizin. Ist eine Behandlung tatsächlich durch aktuelle Studien abgesichert, und sind diese Ergebnisse überhaupt auf Ihren Behandlungsfall anwendbar? Ist es sinnvoll, sich auf die Behandlung einzulassen, oder sollten Sie sie eher ablehnen und Alternativen suchen?

UMGANG MIT WISSENSLÜCKEN

Aber Sie werden sehen: Wenn Sie sich darauf einlassen, ist es erstaunlich einfach, ein gutes Gefühl dafür zu entwickeln, auf welcher Grundlage sich Ihr Arzt bewegt. Ich erläutere Ihnen dazu die wenigen notwendigen Fragen, mit denen Sie die Spreu vom Weizen trennen. Dabei ist mir eines bewusst: Patienten werden mit solchen Fragen nicht selten erleben, dass ihr Arzt sie nicht befriedigend beantworten kann. Aber auch das ist eine wichtige Information für Sie. Wie geht Ihr Arzt mit einem Nichtwissen um? Blockt er in einer überheblichen Weise ab, nach dem Motto: »Wer ist hier der Experte – Sie oder ich?«, oder gibt er Wissenslücken offen zu und bemüht sich im Nachhinein, gute Antworten auf berechtigte Fragen zu finden? Das alles zeigt Ihnen, in welche Hände Sie sich begeben können oder vielleicht besser nicht.

Wenn Sie unterscheiden können, wann therapeutische Erfahrung und wann Studienwissen die ausschlaggebende Grundlage für Ihre Behandlung ist, und wenn Sie wissen, mit welchen Fragen Sie Ihren Arzt auf diesen beiden Gebieten einschätzen können, haben Sie genau das Wissen, das ein starker Patient im 21. Jahrhundert benötigt, um eine informierte Entscheidung treffen zu können. Doch es gibt auf diesem Weg noch eine dritte Hürde. Und sie ist vielleicht die höchste.

HÜRDE NUMMER 3 – DIE PSYCHOLOGISCHE SITUATION DES PATIENTEN

Im Krankenhaus wird diese besonders deutlich. Man liegt oder sitzt im Bett und wartet im Nachthemd oder Schlafanzug auf die Visite. Man hat dringende Fragen vorbereitet, die man an den Chefarzt richten möchte. Trifft er mit seinem Gefolge ein, muss man zu ihm hochblicken, und allein diese körperliche Voraussetzung erschwert die sprichwörtliche Kommunikation auf Augenhöhe. Wer bringt es in dieser Situation fertig, den Herrn Professor an eine verständliche Sprache zu erinnern oder darauf zu bestehen, eine Frage ausreichend beantwortet zu bekommen. Sogar ansonsten recht selbstsichere Personen haben damit Schwierigkeiten. Eher zieht man sein Vorhaben zurück, schließlich möchte man den Arzt, von dem man ja Hilfe erwartet, auch nicht gegen sich aufbringen.

Kommen dann noch die Sorge vor einer schweren Erkrankung und Schmerzen hinzu, scheint es fast unmöglich, eine selbstsichere und starke Patientenhaltung einzunehmen. Doch auch hier gibt es realistische und gut funktionierende Techniken, die es Ihnen selbst unter Angst und Druck ermöglichen, Ihre Patientenrechte freundlich, aber bestimmt einzufordern. Dazu müssen Sie nur die Fallstricke Ihrer eigenen Persönlichkeit kennen und sich gezielt auf solche Situationen vorbereiten. Und weil diese Hürde hoch ist, widmen wir ihrer Überwindung ein ganzes Kapitel inklusive Test zur Bestimmung verschiedener Patiententypen.

Fast jeder wird einmal zum Patienten. Wer dann gezielt und selbstbewusst die richtigen Fragen stellt, kann gemeinsam mit seinem Arzt besser entscheiden, was gut für ihn ist. Übrigens gilt das auch, wenn Sie Ihre Angehörigen oder Freunde dabei unterstützen möchten. Denn grundsätzlich darf jeder Patient, wenn er sich dadurch sicherer fühlt, eine vertraute Person zum Arzt mitnehmen. Starke Patienten führen zu guten Behandlungen. Dieses Buch zeigt Ihnen, wie es geht: Fragen Sie Ihren Arzt – aber richtig!

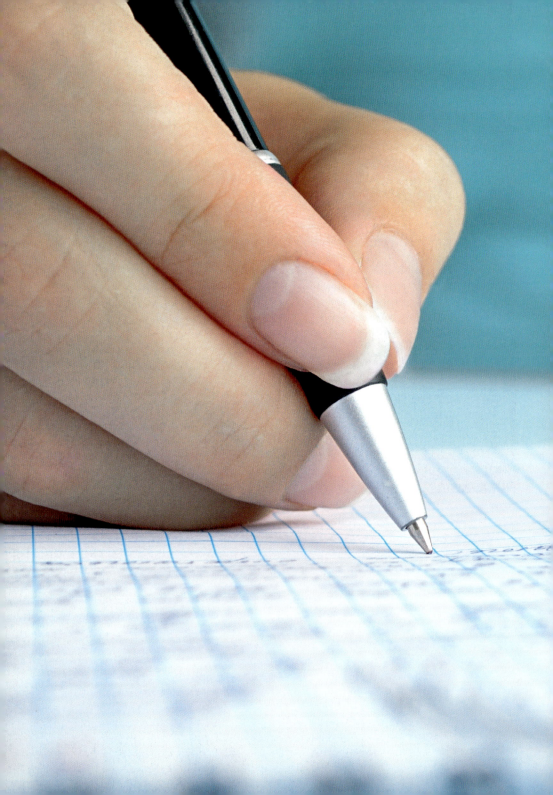

VOR DEM ARZTBESUCH

Der Behandlungserfolg hängt nicht nur von Ihrem Arzt und den von ihm vorgeschlagenen Therapien ab; auch Sie selbst können wesentlich dazu beitragen, indem Sie sich auf das Gespräch mit dem Arzt so gut wie möglich vorbereiten. Wenn Sie Ihren Arzt strukturiert über Ihre medizinische Vorgeschichte informieren und das notwendige Grundwissen besitzen, um für Ihre Erkrankungssituation die richtigen Fragen herauszufinden, erhöhen Sie die Chance auf eine optimale Behandlung deutlich.

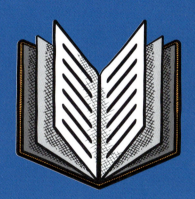

VOR DEM ARZTBESUCH

GUTE VORBEREITUNG – GUTE INFORMATIONEN – GUTE ENTSCHEIDUNG

Der Informationsfluss zwischen Arzt und Patient sollte in beide Richtungen fließen. Ebenso wie der Arzt Sie über alle Aspekte der Erkrankung aufklären sollte, informieren Sie Ihren Arzt über Ihre Krankengeschichte. Fassen Sie wichtigere oder häufiger auftretende Erkrankungen sowie andere gesundheitliche Beeinträchtigungen wie etwa Allergien stichwortartig zusammen und bringen Sie Ihrem Arzt diese Liste mit.

WAS SIE MITBRINGEN SOLLTEN

Für jede ärztliche Behandlung ist es wichtig, über die Vorgeschichte des Patienten Bescheid zu wissen. Selbst bei Bagatellerkrankungen kann die Verordnung eines Medikaments zu einem Notfall ausarten, beispielsweise dann, wenn der verschreibende Arzt nicht weiß, dass der Patient auf einen Wirkstoff dieses Medikaments allergisch reagiert.

Sie unterstützen eine gute Behandlung, wenn Sie Ihre persönliche Vorgeschichte als Patient strukturiert und stichwortartig zu einem Arztbesuch mitbringen. Denn die Dokumentation Ihrer Patientengeschichte ist selbst bei Hausärzten häufig nicht vollständig; aus verschiedenen Gründen fehlen manche Berichte von Fachärzten oder Krankenhäusern. Viele Menschen haben auch gar keinen festen Hausarzt mehr, sodass eine mitgeführte Dokumentation umso sinnvoller ist.

 Bereiten Sie wichtige Informationen für Ihren Arzt strukturiert vor und bringen Sie diese zu jedem Arztbesuch mit.

LÜCKENLOSE DOKUMENTATION – ZU IHRER SICHERHEIT

Die Folge wären beispielsweise weniger unnötige Doppeluntersuchungen und sicher auch eine sorgfältigere Medikamentenverordnung, da gefährliche Wechselwirkungen zwischen den Medikamenten früher erkannt würden. Aus diesem Grund wird seit einiger Zeit über die Einführung einer elektronischen Gesundheitskarte diskutiert. Dabei würden auf Ihrer

GUTE VORBEREITUNG – GUTE INFORMATIONEN – GUTE ENTSCHEIDUNG

Chipkarte sämtliche Arztbesuche dokumentiert und sämtliche Rezepte abgespeichert werden, um sie beim nächsten Arztbesuch abrufen zu können. Über den Grund, warum diese sinnvolle Maßnahme bisher nicht umgesetzt wurde, kann man nur spekulieren. Die einen sagen, es wäre zu teuer, die anderen sagen, der Datenschutz wäre nicht gewährleistet, und Dritte sagen, dass dies aus technischen Gründen zurzeit nicht machbar wäre.

Ich führte diese Diskussion einmal mit einer Patientin, die in der ehemaligen DDR aufgewachsen ist. Zu meinem Erstaunen zeigte sie mir ein kleines Heft, den DDR-Ausweis für Arbeit und Sozialversicherung, der damals üblicherweise »grüner SV-Ausweis« genannt wurde. Jeder Bürger war verpflichtet, dieses Heft zu jedem Arztbesuch mitzubringen. Darin dokumentierte jeder Arzt das Datum der Behandlung, die Diagnosen und die jeweiligen Verordnungen. Voilà, hier ist sie, die umfassende, allerdings nicht elektronische Gesundheitskarte: einfach zu handhaben, extrem günstig in der Herstellung und sehr effektiv. Außerdem besteht vollständiger Datenschutz, denn das Heft ist nur von Arzt und Patient einsehbar. So einfach kann es auch gehen. Ironischerweise ist man versucht zu sagen, genau weil es so einfach ist, wird es im 21. Jahrhundert wohl nicht möglich sein, eine solche Lösung einzuführen.

IHRE GANZ PERSÖNLICHE PATIENTENDOKUMENTATION

Das muss uns jedoch nicht davon abhalten, die Patientendokumentation selbst zu führen. Ich möchte Ihnen nun einen Vorschlag machen, wie eine solche Dokumentation angelegt sein könnte (siehe S. 22). Sie können die Vorlage auch unter *www.gunterfrank.de* aufrufen und für sich abspeichern. Geben Sie dort unter der Suchfunktion das Wort »Patientendoku« ein. Es ist sehr sinnvoll, sich diese Liste im eigenen Computer anzulegen und fortlaufend zu aktualisieren. So können Sie sie für jeden Arztbesuch ausdrucken. Ergänzen Sie die Patientendoku mit Ihren aktuellen Beschwerden und welches Ergebnis Sie sich von der Behandlung erhoffen. Das ist vor allem dann sinnvoll, wenn Sie jahrelang nicht mehr in der Sprechstunde waren bzw. es zum ersten Mal sind. Nehmen Sie Ihre Patientendoku vor allem mit ins Krankenhaus. Ärzte freuen sich, wenn sie diese dann auch behalten dürfen. Falls Sie keinen Computer besitzen, finden Sie bestimmt Familienmitglieder oder enge Freunde, die Sie dabei unterstützen. Selbstverständlich können Sie Ihre Patientendoku aber auch handschriftlich führen. Sie sollte eher stichwortartig gehalten und knapp gefasst sein. Zeitangaben können auch ungefähr sein.

MEINE PATIENTENDOKUMENTATION

AKTUELL

Meine aktuellen Beschwerden:
Was? ....
Wo? .... Seit wann? ....

Was erhoffe ich mir von der Behandlung?
....
....

VORGESCHICHTE

Welche weiteren Erkrankungen sind bei mir aktuell bekannt?
Ungefähre Diagnose: .... Seit wann? ....

Welche früheren ernsthaften Erkrankungen sind aufgetreten?
Ungefähre Diagnose: .... In welchem Zeitraum? ....

Welche Operationen fanden bisher statt?
Ungefähre Bezeichnung: .... Wann? ....

Welche Medikamente nehme ich zurzeit ein?
Name: .... Dosierung: .... Seit wann? ....

Sind Allergien bekannt?
Wogegen? ....

Gibt es in meiner Herkunftsfamilie auffällige Krankheitshäufungen?
Wer? .... In welchem Alter? ....
Was? ....

Weitere Informationen, die zur Behandlung wichtig sein könnten:
....
....
....

GRUNDWISSEN FÜR STARKE PATIENTEN

Sie haben nun einen wesentlichen Teil zu einer guten Entscheidungsfindung selbst beigetragen, indem Sie für Ihren Arzt wichtige Vorinformationen übersichtlich vorbereitet haben. Nun gilt es, dass Ihr Arzt Ihnen wichtige Informationen zu Ihren Beschwerden und Behandlungsmöglichkeiten gibt.

Ein gutes ärztliches Beratungsgespräch sollte bestimmte Informationen enthalten: zum einen den Namen der Diagnose und des Behandlungsziels. Zum anderen sollte sichergestellt sein, dass die vorgeschlagene Therapie auch tatsächlich Vorteile gegenüber dem natürlichen Heilungsverlauf, also wenn man nichts tut, hat. Des Weiteren sollte Ihr Arzt Sie darüber aufklären, mit welchen Nebenwirkungen Sie rechnen müssen und ob es anerkannte Alternativen zur vorgeschlagenen Behandlung gibt. Diese Informationen sollten auf dem Boden des aktuellen Studienwissens und der persönlichen Erfahrung des Arztes erfolgen.

Wenn Ihr Arzt diese Punkte nicht von sich aus anspricht, ist es Ihr gutes Recht, danach zu fragen. Die Antworten auf die Fragen werden unterschiedlich ausfallen. Der eine Arzt wird sich auf seine therapeutische Erfahrung berufen: »Ich führe diese Behandlung nun seit 20 Jahren durch und weiß, dass Sie davon profitieren werden.« Andere Ärzte werden auf Leitlinien und Studien verweisen und etwa so argumentieren: »Mit dieser Therapie senken Sie Ihr Herzinfarktrisiko um 28 Prozent.«

Ohne zusätzliche Informationen ist es aber sehr schwierig, die Qualität solcher Antworten zu beurteilen. Sind sie wirklich ausreichend, um Behandlungsvorschläge zu beurteilen, oder führen sie vielleicht sogar in die Irre? Für welche Erkrankungen reicht therapeutische Erfahrung als Entscheidungsgrundlage aus, und wann sind wissenschaftliche Studien notwendig? Wie kann man die Qualität der ärztlichen Antworten einschätzen? Ist seine therapeutische Erfahrung ausreichend und glaubwürdig? Gibt Ihr Arzt Studienergebnisse korrekt wieder oder gerät er in typische Fallen, die Therapien in einem viel besseren Licht erscheinen lassen, als es der Wirklichkeit entspricht?

Doch keine Sorge, es ist relativ einfach, sich als Patient diese Informationen aktiv und zielgerichtet einzuholen und zu bewerten. Alles, was Sie dazu benötigen, ist ein kleines medizinisches Grundwissen. Ein Wissen, mit dem Sie für Ihre ganz persönliche Erkrankungssituation gut einschätzen können, ob die Empfehlung Ihres Arztes zur bestmöglichen Behandlung führt oder nicht.

VOR DEM ARZTBESUCH

WANN ERFAHRUNG HILFT UND WANN STUDIEN NOTWENDIG SIND

Prognosen sind bekanntlich schwierig, besonders wenn sie die Zukunft betreffen. Und Behandlungsvorschläge sind letztlich immer der Versuch, die Zukunft vorauszusehen. Wenn ein Arzt eine Therapie empfiehlt, kann er sich nie zu 100 Prozent sicher sein, was diese Therapie bei seinem Patienten bewirken wird – er kann es nur abschätzen.

Damit die Einschätzung keine reine Spekulation bleibt, kann er sich dabei auf zwei Methoden verlassen, ohne die eine erfolgreiche moderne Medizin nicht möglich wäre: auf seine eigene therapeutische Erfahrung und auf den Nutzennachweis durch Anwendungsstudien.

Die eine Methode hat viel mit Intuition, die andere viel mit Verstand zu tun. Auch die Lehrbücher der Medizin beziehen sich entweder auf Studien oder auf die Meinung von erfahrenen Ärzten; auf Neudeutsch heißt das »Best Practice«, beste Erfahrungswerte. Die besten Entscheidungen fallen, wenn beide Methoden kombiniert angewandt werden, allerdings mit ihren unterschiedlichen Stärken und Schwächen. Damit verantwortlich umzugehen, unterscheidet einen seriösen Therapeuten von Quacksalbern, Hellsehern oder anderen selbst ernannten Heilern.

THERAPEUTISCHE ERFAHRUNG – AUS EIGENER ANSCHAUUNG

Erfahrene Ärzte geben ihre Therapieempfehlung oft aus dem Bauch heraus – und liegen damit häufig richtig. Man sagt dann, der Arzt habe einen guten diagnostischen Blick. Diese Fähigkeit, in komplexen Situationen schnell eine gute Entscheidung treffen zu können, ist eine besondere Leistung unseres Gehirns, die im Falle einer ärztlichen Behandlung immer auf den eigenen therapeutischen Erfahrungen aufbaut. Man nennt sie Intuition oder auch schlicht Bauchgefühl. Doch ganz bestimmte Voraussetzungen sind notwendig, um sich auf seine Intuition verlassen zu können. Wann liegen wir damit richtig und wann sollten wir eher vorsichtig mit unseren Bauchgefühlen umgehen?

WOHER KOMMEN BAUCHGEFÜHLE?

Sie kennen das bestimmt: Sie betreten einen Raum, beispielsweise ein Hotelzimmer, zum ersten Mal und fühlen sich gleich wohl. Oder etwas stört Sie, aber Sie können nicht genau sagen, was es ist. Das Gleiche kann uns auch mit Personen, einem neuen Nachbarn oder einer neuen Arbeitskollegin, passieren. Wir sehen ihn oder sie zum ersten Mal, und schon sagt uns das Bauchgefühl: »Ja, der sieht sympathisch aus«, oder: »Vorsicht, die ist mir nicht geheuer«. Oft bewerten wir neue Situationen und Personen allein aufgrund des schnellen ersten Eindrucks, ohne genau zu wissen, warum.

Unser Gehirn weiß es dafür umso besser. Denn es trifft seine intuitive Bewertung auf dem Boden aller Erfahrungen, die wir in unserem Leben gesammelt haben und die sich mit der Person oder der Situation, um die es geht, vergleichen lassen. Unser Gehirn speichert diese umfassenden Lebenserfahrungen und verknüpft sie mit einer Bewertung. Dieses Sammeln, Bewerten und Archivieren von Erfahrungen beginnt schon im Mutterleib. So sind in uns noch alle Erinnerungen, selbst an frühkindliche Situationen, vorhanden; etwa die, als wir als Zweijähriger auf Opa Herberts Schoß gesessen haben, was der Opa anhatte, wie es damals roch und vor allem, ob wir uns dabei wohlgefühlt haben oder nicht.

DAS GEHIRN ERFASST MEHR DATEN ALS JEDE STUDIE

An diese gewaltige Sammlung sämtlicher Lebenserfahrungen können wir uns jedoch nicht bewusst erinnern, die schiere Menge würde unser Bewusstsein überfordern. Aber sie sind in uns, und unser Gehirn kann sie als Entscheidungshilfe nutzen. Wenn ich also einen neuen Nachbarn auf den ersten Blick sympathisch oder unsympathisch finde, dann hat dies sehr viel damit zu tun, welche Personen ich in meinem bisherigen Leben getroffen habe, die sich mit ihm vergleichen lassen – anhand der Haltung, der Sprache, der Mimik, des Geruchs, der Kleidung und tausend anderer Merkmale mehr. Das Gehirn analysiert blitzschnell alle passenden Vorerfahrungen und liefert uns als Ergebnis eine Gesamteinschätzung. Auf diesem Weg erfasst unser Gehirn vielfältigste Bewertungskriterien in einem Maße, wie sie keine noch so umfassende wissenschaftliche Studie messen könnte. Das Ergebnis dieser unglaublich komplexen und umfangreichen Analyse übermittelt uns unser Gehirn jedoch nicht in Form von Noten oder Prozentzahlen; es löst eine einfache Gefühlsbewertung aus: »mag ich« oder »mag ich nicht«. Man könnte diese Fähigkeit auch emotionale Intelligenz nennen.

VOR DEM ARZTBESUCH

ÄRZTLICHE INTUITION

Ärzte bauen im Laufe ihres beruflichen Lebens einen immensen Erfahrungsschatz mit den vielfältigsten Patientenerlebnissen auf. Sie können daraus treffsichere intuitive Einschätzungen entwickeln, die sich ganz hervorragend für eine gute medizinische Empfehlung nutzen lassen. Dafür müssen jedoch drei Voraussetzungen erfüllt sein, die Sie gezielt hinterfragen sollten:

- Das Ergebnis seiner Behandlung muss der Arzt selbst miterlebt haben.
- Der Arzt muss die Bereitschaft aufweisen, aus Fehlern zu lernen.
- Das therapeutische Handeln zielt allein auf die beste Behandlung.

> **WARNUNG UND ENTWARNUNG DURCH KÖRPERSIGNALE**
> *Ob etwas Neues gut oder schlecht für uns sein könnte, teilt uns unser Gehirn sogar körperlich mit. In einer gefährlichen Situation wird es manchen Menschen flau im Magen, andere spüren ein Kloßgefühl im Hals oder es bleibt ihnen die Spucke weg. Manche merken es an einer Verspannung in den Schultern oder sie spüren es »im Urin«. Schätzen wir etwas intuitiv als positiv ein, äußert sich das oft in einem spontanen Lächeln, einer entspannten Körperhaltung oder indem es uns »warm ums Herz« wird. In der Psychologie bezeichnet man solche schnellen körperlichen Reaktionen auch als somatische Marker (griechisch soma = Körper).*

ERGEBNISSE AUS EIGENER ERFAHRUNG

In der Notfallmedizin sieht ein Arzt sofort den unmittelbaren Nutzen seiner Therapie. Oft ist sie sogar lebensrettend, beispielsweise bei einer Gallen- oder Nierenkolik, einem akuten Asthmaanfall, einem allergischen Schock oder einem akuten Herzinfarkt. Wer jahrelang als Notarzt tätig war, konnte sich deshalb einen Erfahrungsschatz zulegen, den er unmittelbar bei Patienten anwenden kann. Wenn ein solcher Arzt in einer Notfallsituation aus dem Bauch heraus entscheidet, bestehen sehr gute Chancen, dass er intuitiv eine gute Therapie wählt.

Wenn ein Hautarzt 30 Jahre lang Muttermale begutachtet hat, entscheidet er anhand eines riesigen Erfahrungsschatzes, ob das neue Muttermal des Patienten gutartig oder bösartig sein könnte. In seinem Gehirn hat er Merkmale in einer riesigen Vielfalt abgespeichert, von Farbnuancen bis hin zum

Gesamtzustand des Patienten. Seiner Einschätzung eines Muttermals würde ich deshalb trauen.

GRENZEN DER EIGENEN ERFAHRUNG

Immer dann, wenn ein Arzt die Folgen seiner Behandlung unmittelbar beurteilen kann, und das seit Jahren bei vielen Patienten, kann er auch bei einem neuen Patienten gut einschätzen, ob ihm die empfohlene Behandlung nützen wird. Es gibt aber auch Behandlungssituationen, in denen die eigene Erfahrung nicht ausschlaggebend ist.

THERAPIEN, DIE ERST NACH JAHREN NÜTZEN

Anders sieht es aus, wenn der Nutzen einer Therapie nicht gleich spürbar ist und erst nach Jahren beurteilt werden kann. Dies übersteigt oft die Möglichkeiten einer intuitiven Einschätzung. Ob beispielsweise eine cholesterinsenkende Tablette 30 Jahre lang vor einem Herzinfarkt schützt oder bei einer Impfung im Laufe eines Lebens der Nutzen einen möglichen Schaden überwiegt – das kann kaum ein Therapeut aus eigener Erfahrung einschätzen.
Er hat ja keinen wirklichen Vergleich, wie es gewesen wäre, hätte der Patient keine Therapie bekommen. Es sei denn, der Nutzen ist so groß, dass fast alle nicht behandelten Patienten früher sterben. Typ-1-Diabetiker, also jugendliche Diabetiker etwa haben ohne Insulintherapie eine deutlich verringerte Lebenserwartung, und dies bekommt auch der einzelne Arzt im Laufe seines beruflichen Lebens aus eigener Erfahrung mit.
Doch meist ist der Nutzen von Langzeittherapien nicht so eindrucksvoll, und dann wird es mit der eigenen Beurteilung schwierig. Außerdem treten viele Nebenwirkungen erst mit zeitlicher Verzögerung ein, die einen möglichen Nutzen dann sogar überwiegen können. Eine intuitiv begründete Behandlungsempfehlung ist deshalb meist problematisch, wenn der therapeutische Erfolg erst in ferner Zukunft zu erwarten ist. Dies gilt besonders bei präventiv verordneten Medikamenten gegen Bluthochdruck, einen zu hohen Cholesterinspiegel oder Diabetes und bei vielem mehr. Das Einzige, das ein Arzt in solchen Fällen gut beurteilen kann, ist die direkte Wirkung auf den Patienten. So kann eine Blutdruckabsenkung unmittelbar zu weniger Kopfschmerzen führen, aber auch Schwindel auslösen. Ob diese Blutdrucksenkung jedoch tatsächlich in ferner Zukunft vor einem Herzinfarkt schützt, liegt wieder außerhalb der Einschätzungsmöglichkeit des behandelnden Arztes.

VOR DEM ARZTBESUCH

VORSORGESCREENING: DAS PROBLEM DER WENIGEN FÄLLE

Bei Vorsorgeuntersuchungen muss man klar unterscheiden: Geht es um die Abklärung eines konkreten Verdachtsfalles oder um eine Reihenvorsorge, ein »Screening«, bei völlig Gesunden? Wendet sich ein Patient wegen eines konkreten Verdachts, eines Knotens oder einer Blutung, an einen erfahrenen Arzt mit der Bitte um Abklärung, kommt dessen intuitiver Einschätzung große Bedeutung zu. Vorausgesetzt, er hat schon viele solcher Verdachtsfälle abgeklärt und überprüfen können, ob er mit seiner Einschätzung richtig lag. Genau auf diese Vorerfahrung des Arztes sollten Sie achten. Anders ist die Situation zu sehen, wenn Sie als Gesunder ohne konkreten Verdacht an einer Reihenvorsorge teilnehmen sollen, etwa an einem Brustkrebs-Früherkennungsprogramm oder an einer Darmkrebsvorsorge. Die Zahl der dabei festgestellten Frühkarzinome ist so gering und die Beurteilung, ob eine früh eingeleitete Therapie dem Patienten tatsächlich etwas bringt, so schwierig, dass die Einschätzung des behandelnden Arztes leicht in die Irre führt.

EINE GELUNGENE BEHANDLUNG GARANTIERT NOCH KEINEN NUTZEN

In der Chirurgie sind die Chancen und die Grenzen intuitiven ärztlichen Handelns gut darstellbar. Ein erfahrener Chirurg kann sehr gut beurteilen, wie er operieren muss, damit die Operation gelingt. Ob die Operation an sich sinnvoll ist, ist damit aber lange nicht gesagt. Bei einer Hüftgelenkfraktur oder einer zerstörten Herzklappe stellt sich diese Frage nicht. Hier muss operiert werden, da der Patient ohne Operation leicht erkennbar großen Schaden erleiden wird. Es gibt jedoch auch Operationen, bei denen erst der Langzeitverlauf entscheidet, ob sie wirklich einen Vorteil gebracht haben. Zu diesen Operationen gehören beispielsweise Bandscheiben- oder Knieoperationen oder auch viele Tumoroperationen. Da der Chirurg die Langzeitfolgen meist nicht mitbekommt, sollte er sein Urteilsvermögen nicht überschätzen und von einer Empfehlung aus dem Bauch heraus Abstand nehmen.
Deshalb ist es sehr wichtig, dass ein Arzt genau weiß, bei welchen Empfehlungen er sich auf seinen eigenen Erfahrungsschatz beziehen kann und wann er mit intuitiven Entscheidungen vorsichtig sein sollte. Gerade vor schwerwiegenden Therapieentscheidungen sollten deshalb auch Sie wissen, auf welche eigenen Erfahrungen sich Ihr behandelnder Arzt verlassen kann und wo seine Grenzen sind. Denn ganz besonders dann, wenn der Therapieerfolg erst nach Jahren beurteilt werden kann und der Nutzen insgesamt eher klein ist, kann nur eine gute Studie Licht ins Dunkel bringen.

THERAPEUTISCHE ERFAHRUNG – AUS EIGENER ANSCHAUUNG

BEURTEILUNG DER THERAPEUTISCHEN ERFAHRUNG
Diese Fragen sollten Sie sich merken, um einschätzen zu können, inwieweit Ihr Arzt das Ergebnis seines Behandlungsvorschlags wirklich selbst beurteilen kann.
- *Wie viele vergleichbare Fälle haben Sie schon behandelt?*
- *Welche positiven Erfahrungen haben Sie gemacht, und wie geht es diesen Patienten heute?*
- *Haben sich Patienten auch für eine Nichtbehandlung entschieden, und wissen Sie, wie es diesen heute geht?*

BEREIT SEIN, AUS FEHLERN ZU LERNEN

So treffsicher intuitive Einschätzungen neuer Situationen oft sein mögen, sie bleiben Vorurteile und können auch täuschen. Der Nachbar, den ich anfangs unsympathisch fand, entpuppt sich vielleicht als supernett, und die Arbeitskollegin, die einen netten Eindruck machte, stellt sich als das glatte Gegenteil heraus. In diesen Fällen ist es wichtig, sich die eigenen Fehleinschätzungen einzugestehen, um daraus zu lernen. Denn gerade Fehler bereichern die eigene Erfahrungswelt und helfen uns so, die Treffsicherheit unserer intuitiven Einschätzungen stetig zu verbessern.

Doch die Einsicht, dass wir mit unseren Bewertungen falsch gelegen haben, fällt nicht immer und nicht jedem leicht. Das Infragestellen und das Überprüfen eigener, sicher geglaubter Positionen sind manchmal unangenehm oder sogar schmerzhaft. Verdrängt man stattdessen eigene Fehler, wird man aber auch nicht aus ihnen lernen können. Folglich werden Einschätzungen und Empfehlungen zunehmend wirklichkeitsfremd. Man hält an ihnen fest, obwohl sie sich schon längst als falsch herausgestellt haben.

Deshalb ist es für einen Arzt extrem wichtig, sich eigene Fehleinschätzungen einzugestehen, damit er beim nächsten Patienten nicht wieder den gleichen Fehler macht. Hat ein Arzt damit Schwierigkeiten, wird seine Intuition nur auf einem eingeschränkten Erfahrungsschatz aufbauen, einem Erfahrungsschatz, der nur die Erfolge abgespeichert hat und die Misserfolge ausklammert. Verlässt sich der Arzt auf ein solch limitiertes Bauchgefühl, setzt er seine Patienten unnötigen Gefahren aus.

Beurteilen Sie deshalb durchaus das Auftreten Ihres Arztes und ziehen Sie Ihre Schlüsse: Ärzte, die kein Problem damit haben, eigene Versäumnisse zuzugeben, sind auch in der Lage, aus eigenen Fehlern zu lernen. Deshalb

VOR DEM ARZTBESUCH

hat ihre Empfehlung Gewicht, auch wenn sie diese allein mit ihrer Erfahrung begründen. Ärzte, die dagegen zu Überheblichkeit neigen, sind eher mit Vorsicht zu genießen, wenn sie Ihnen ohne Begründung Empfehlungen geben.

BEURTEILUNG DER THERAPEUTISCHEN ERFAHRUNG
Merken Sie sich diese Frage, um einschätzen zu können, ob Ihr Arzt in der Lage ist, Misserfolge in seinen Erfahrungsschatz einzubauen, um daraus zu lernen.
- *Gab es nach einer solchen Behandlung Ihrer Erfahrung nach auffällige Nebenwirkungen und Misserfolge?*

Achten Sie darauf, wie der Arzt eine solche Frage beantwortet. Fällt Ihnen eine gewisse Überheblichkeit auf? Empfindet er die Frage als Majestätsbeleidigung? Oder antwortet er reflektiert, sachlich und hat keine Probleme, auch eigene Fehleinschätzungen und Misserfolge anzusprechen, die jeder Arzt im Laufe seiner Berufsausübung erlebt?

ALLEIN ZUM NUTZEN UND WOHLE DES PATIENTEN

Verantwortungsbewusste Ärzte wissen, dass sie ihre Patienten bei jeder Behandlung auch Risiken aussetzen. Wenn dadurch ein Patient zu Schaden kommt, verfolgt dieses negative Erlebnis einen Arzt oft sehr lange, und er möchte dies in Zukunft auf alle Fälle vermeiden. In solchen Situationen neigen Ärzte dazu, 150-prozentige Abklärung zu betreiben und alle noch so kleinen Risiken auszuschließen. Dies führt manchmal leider zu Überbehandlungen, die für sich gesehen wiederum eine eigene Gefahr darstellen. Es nützt wenig, das Herzinfarktrisiko eines älteren Menschen durch eine unnatürlich niedrige Absenkung des Blutdrucks zu mindern, wenn dieser Patient dann am Steuer ohnmächtig wird und einen Unfall verursacht.

DEFENSIVE MEDIZIN

Man nennt ein solches Vorgehen auch defensive Medizin: die Angst des Arztes, nicht genügend zu tun. Der Druck, möglichst nichts zu versäumen, ist besonders in den USA ein Problem. Dort lauern Rechtsanwälte Patienten tatsächlich schon an der Krankenhauspforte auf, um sie als Kunden für zukünftige Schadensersatzprozesse zu gewinnen. Darin versuchen sie dann, den Ärzten genau solche Versäumnisse nachzuweisen. Als Folge nutzen Ärzte ihre intuitiven Einschätzungen eben nicht nur allein, um das Beste für

THERAPEUTISCHE ERFAHRUNG – AUS EIGENER ANSCHAUUNG

den Patienten zu erreichen. Sie wollen vor allem auch sicher sein vor späteren Vorwürfen und neigen deshalb zu einer Überdiagnostik und Übertherapie.

ACHTUNG BEI VERKAUFSATMOSPHÄRE IN DER PRAXIS

Ein anderer Grund, weshalb ein Arzt das reine Patientenwohl aus dem Blick verlieren kann, liegt in dem Bestreben, möglichst viel Geld zu verdienen. Verständlich, aber häufig kollidiert dies mit dem Ziel, die beste Behandlung auszuwählen. Als ich noch ein junger Arzt war, sagte mir einmal ein 80-jähriger Kollege: »Ein guter Arzt kann kein guter Geschäftsmann sein.« Ich fand dies damals übertrieben. Heute, nach 25 Jahren Berufserfahrung, gebe ich ihm nachträglich recht.

Denn häufig wäre es für den Patienten besser, weniger Untersuchungen anzusetzen und stattdessen gründlicher zu beraten, was jedoch meist schlechter honoriert wird. Nutzt ein Arzt seine berufliche Erfahrung vor allem zur Umsatzmaximierung, leidet seine intuitive Einschätzung bezüglich der besten Behandlung. Doch solche Arztpraxen sind oft leicht zu erkennen. Durchgestaltete Marketingkonzepte mit Infoständen, gut platzierten Angeboten und einem Corporate Design – alle Mitarbeiter haben das Gleiche an und tragen das Praxislogo, das sich auch auf der Visitenkarte wiederfindet – dienen vor allem einem: dem Verkauf. Solche Investitionen müssen ja schließlich wieder verdient werden. Nichts gegen eine hochwertige und geschmackvoll eingerichtete Praxis und eine schön gestaltete Homepage. Aber wenn schon im Wartezimmer – neudeutsch: Warte-Lounge – Flachbildschirme neue Therapien anpreisen, dann hat das mit einer seriösen Beratung wenig zu tun. Liegen schon an der Anmeldung hochwertige Flyer mit teuren Zusatztherapien aus und sprechen die Mitarbeiter Sie im Stile eines geschulten Verkäufers darauf an, sollte Sie das skeptisch werden lassen, ob die beste Behandlung wirklich das Ziel dieser Praxis ist. Die Grenze zwischen Information und Werbeversprechen sollte in einer Arztpraxis klar erkennbar sein.

 Wenn Therapien so angepriesen werden wie der neueste Softdrink, sollten Sie skeptisch und vorsichtig sein.

Oft geht es dann in der Sprechstunde genauso weiter. Wenn der Arzt schnell vielfältigste Untersuchungen ansetzt, ohne Ihnen vorher genau zugehört zu haben und die Sie dann auch noch aus eigener Tasche bezahlen müssen – sogenannte IGeL, »Individuelle Gesundheitsleistungen« –, ist dies ein Indiz

VOR DEM ARZTBESUCH

dafür, dass dieser Arzt primär andere Ziele als Ihr Wohlbefinden und Ihre Gesundheit verfolgt. Gerade in solchen Fällen sollten Sie mit einer Therapieentscheidung abwarten und erst einmal in Ruhe zu Hause über die Situation nachdenken (siehe dazu auch das Kapitel »Nach dem Arztbesuch«, S. 120ff.). Ähnliches gilt für Krankenhäuser, die zunehmend privat geführt sind und einem hohen Gewinndruck unterliegen. Nicht selten werden Ärzte indirekt angewiesen bzw. dafür belohnt, aus betriebswirtschaftlichen Gründen Therapien zu empfehlen. Häufig gerät dabei das Wohl der Patienten aus dem Blick.

IHR GUTES RECHT

Wenn Sie während des Aufenthalts in einer solchen Praxis zu einer Unterschrift für ein Selbstzahlerangebot genötigt werden, steckt dahinter meist keine ausreichende Aufklärung – und damit ist ein solcher Vertrag unwirksam. Wenn Sie also im Nachhinein zu Hause zu dem Ergebnis kommen, diese Behandlung nicht machen zu wollen, sind Sie an diesen Vertrag nicht gebunden und können ihn widerrufen. Sind Sie sich diesbezüglich unsicher, können Sie sich an die vielen Patientenberatungsstellen wenden. Geben Sie dazu einfach das Stichwort »Patientenberatungsstelle« in Ihre Internetsuchmaschine ein und Sie werden sicher eine in Ihrer Nähe finden, die auch eine telefonische Beratung anbietet.

BEZAHLTE FORTBILDUNGEN

Die intuitive Fähigkeit, eine gute Behandlungsempfehlung zu geben, wird sicherlich auch davon beeinflusst, auf welche Weise sich ein Arzt fortbildet. Dies kann darin bestehen, sich regelmäßig mit Kollegen auszutauschen, den Rat anerkannter Experten einzuholen oder an Vorträgen oder Seminaren teilzunehmen. Da der Arzt mit seinen Verordnungen und Überweisungen ganz maßgeblich das wirtschaftliche Ergebnis der Medizinanbieter beeinflusst, versuchen diese logischerweise, über Fortbildungsveranstaltungen das Verschreibungsverhalten des Arztes industriefreundlicher zu gestalten. Es existiert ein Riesenmarkt für bezahlte Fortbildungen an besonders schönen Orten und Hotels, die von der Pharmaindustrie oder anderen Medizinanbietern gesponsert werden. Dort präsentieren dann Professoren die neuesten Studien, die natürlich die Produkte der Sponsoren in besonders hellem Licht erscheinen lassen.

THERAPEUTISCHE ERFAHRUNG – AUS EIGENER ANSCHAUUNG

In Umfragen streiten Ärzte stets ab, sich von bezahlten Fortbildungen beeinflussen zu lassen. Es gibt jedoch genügend Untersuchungen, die das Gegenteil belegen. Ärzte speichern auf einer unbewussten Ebene die Fortbildungsinhalte als scheinbar eigene Erfahrungen ab und agieren dann nicht mehr objektiv. Mit ihren Behandlungsvorschlägen zielen sie unbewusst nicht mehr allein auf das Patientenwohl, sondern auch auf das der Fortbildungssponsoren. Und das schränkt ihr ärztliches intuitives Urteilsvermögen ein. Am Ende solcher Veranstaltungen gibt es nicht selten schöne Diplome, die manche Kollegen sogar in ihren Sprechzimmern aushängen. Schauen Sie sich in einer Arztpraxis ruhig einmal danach um.

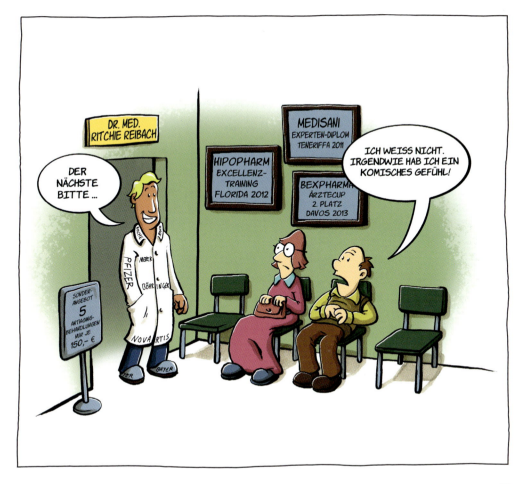

VOR DEM ARZTBESUCH

EINE FRAGE, DIE EINIGES ZURECHTRÜCKT

Es gibt eine einfache Frage, mit der Sie Ihrem Arzt helfen können, den Blick wieder ausschließlich auf das Wesentliche – den alleinigen Nutzen für den Patienten – zu richten. Fragen Sie Ihren Arzt ganz direkt danach, was er für sich selbst und seine Familie empfehlen würde. Das verändert die ärztliche Perspektive, denn den eigenen Bruder oder die eigene Schwester setzt man intuitiv keiner schädlichen Übertherapie aus. Auch ist sich ein Arzt sicher, dass der eigene Ehepartner ihn nicht wegen angeblicher Versäumnisse verklagen würde. Dann erscheinen viele Empfehlungen in einem anderen Licht. Sie können sich ziemlich sicher sein, dass bei der Antwort Ihres Arztes übertriebene Ängste oder finanzielle Abwägungen keine Rolle spielen. Dann geht es allein um die beste Behandlung.

Diese Frage empfehle ich meinen Patienten stets, wenn es um schwerwiegende Entscheidungen wie Chemotherapien oder große Operationen geht und man dazu die intuitive Einschätzung eines Spezialisten benötigt. So auch einer Patientin, die an Bauchspeicheldrüsenkrebs, einem Pankreaskarzinom, litt, das glücklicherweise komplett und ohne Metastasen zu bilden entfernt werden konnte. Der Chefarzt, ein Könner auf seinem Gebiet, empfahl zunächst die anschließende Standardbehandlung: eine nebenwirkungsreiche Chemotherapie. Nachdem die Patientin fragte, ob er dies an ihrer Stelle auch seiner Schwester empfehlen würde, kam er ins Nachdenken. Nach kurzem Innehalten blickte er ihr in die Augen und sagte: »Eigentlich brauchen Sie diese Therapie nicht.« Gut für die Patientin und gut für den Arzt, nicht für unnötige Nebenwirkungen die Verantwortung tragen zu müssen.

BEURTEILUNG DER THERAPEUTISCHEN ERFAHRUNG

Merken Sie sich folgende Frage, wenn es darum geht herauszufinden, ob die vorgeschlagene Behandlung auch wirklich einzig Ihrem Wohl dient.
- *Was würden Sie Ihrer eigenen Schwester, Ihrem Bruder, Ihrem Ehemann bzw. Ihrer Ehefrau raten, wenn diese vor einer solchen Entscheidung stünden?*

Achten Sie auch darauf, wie der Arzt antwortet. Hält er inne und denkt er kurz nach, nimmt er seine Brille ab, nimmt er eine andere Sitzposition ein, verlässt er also erkennbar seine Routine, um kurz in sich hineinzuhorchen, dann wissen Sie: Jetzt folgt eine Einschätzung, die sich ganz allein auf das beste Behandlungsergebnis konzentriert. Nach seinem besten Wissen und Gewissen.

NUTZENNACHWEIS DURCH ANWENDUNGSSTUDIEN

Sie wissen nun, wie Sie die therapeutische Erfahrung Ihres Arztes beurteilen können und ob sie eine gute Grundlage für einen Behandlungsvorschlag ist. In vielen medizinischen Entscheidungssituationen sind jedoch Studien notwendig, um die Erfolgsaussichten von Therapien einzuschätzen. Doch auch hier sind ganz bestimmte Voraussetzungen unabdingbar, damit Studien auch wirklich eine gute Entscheidung unterstützen. Werden diese nicht eingehalten, können Studien sogar in die Irre führen. Um das zu verstehen, betreten viele von Ihnen nun Neuland: Es geht um einen vernünftigen Umgang mit Statistik. Aber Sie werden gleich merken, dass es nicht schwer zu verstehen ist, worauf es dabei im Wesentlichen ankommt.

STUDIE IST NICHT GLEICH STUDIE

Der Bezug auf eine wissenschaftliche Studie gilt heute als der wichtigste Beleg dafür, ob eine Behauptung richtig oder falsch ist. Zeitungen, Radiosendungen und Fernsehnachrichten unterstreichen tagtäglich die Glaubwürdigkeit aller möglichen Meldungen mit dem Hinweis: »Eine Studie hat gezeigt, dass …«. Doch Vorsicht! Studie ist nicht gleich Studie. Es gibt erhebliche Qualitätsunterschiede. Studien mit niedriger Qualität können im Prinzip alles »beweisen«. Man kann aus jeder gesammelten Datenmenge Zusammenhänge herstellen, die sich plausibel anhören, jedoch reiner Humbug sind. Man kann beispielsweise ermitteln, dass in einem Bundesland die Geburtenrate gesunken ist und gleichzeitig die Zahl der Störche abgenommen hat. Wer mit solchen Daten unsachgemäß umgeht, produziert dann die Schlagzeile: »Rückgang der Störche führt zu sinkender Geburtenrate«. Werden aus solchen falschen Rückschlüssen sogar Maßnahmen abgeleitet, wird der Unsinn grenzenlos: »Landesregierung beschließt Storch-Ansiedlungsprogramm, um die Geburtenrate zu erhöhen«. Dass hier etwas nicht stimmen kann, ist in diesem Fall leicht erkennbar. Tatsächlich beruhen aber viele Empfehlungen auch in der Medizin auf genau dem gleichen Vorgehen. Das gilt sogar für viele etablierte Behandlungen wie etwa die Senkung des Cholesterinspiegels oder viele Ernährungsvorgaben mit zum Teil sehr negativen Auswirkungen für Patienten.

Dennoch sind Studien in der Medizin unverzichtbar, denn wie wir gerade gesehen haben, haben Empfehlungen auf dem Boden persönlicher Erfahrungen ihre Grenzen. Studien sind für eine Therapieentscheidung immer dann wegweisend, wenn Krankheiten einen langen Verlauf haben und Sie dadurch nicht sofort Nachteile spüren. Bei Diabetes beispielsweise oder hohem Blutdruck geht es Ihnen lange Zeit gut. Sie spüren die Erkrankung meist nicht. Die Behandlung zielt auch nicht auf Ihr aktuelles Befinden, sondern auf die Verhinderung von Langzeitfolgen. Doch schützt das zuckersenkende Medikament dann wirklich vor einer Nierenschädigung oder löst es nur ungünstige Nebenwirkungen aus? Therapeutische Erfahrung reicht zur Beantwortung dieser Frage nicht aus. Wie genau will der behandelnde Arzt denn einschätzen, ob das von ihm verschriebene Medikament den Blutdruckpatienten zehn Jahre später tatsächlich vor einem Herzinfarkt schützt? Genau dazu sind Studien notwendig.

VERSCHIEDENE STUDIENARTEN

Um den Nutzen einer Therapie einschätzen zu können, bedarf es eines bestimmten Studienaufbaus und einer korrekten Auswertung der Studiendaten. Moderne Studien nutzen zu diesem Zweck die Möglichkeiten der mathematischen Wahrscheinlichkeitsrechnung. Die damit verbundenen statistischen Methoden sollten klaren Regeln folgen. Wenn man sich an diese Regeln hält, kann man unter bestimmten Bedingungen tatsächlich die Zukunft voraussagen. Jedenfalls fast. Genauer gesagt, kann man die Wahrscheinlichkeit, mit der sie eintritt, abschätzen. Zu solchen Bedingungen zählen die Ähnlichkeit der Versuchsteilnehmer untereinander und konstante Einflussfaktoren auf das zu prüfende Ergebnis.
Angenommen, Menschen wären Würfel mit jeweils sechs Seiten – dann wären diese Bedingungen erfüllt. In Würfelstudien würden wir uns nur in einer Sache unterscheiden: in der Punktzahl der oben liegenden Seite. Daraus ergeben sich lediglich sechs Möglichkeiten nach einem Wurf, ganz egal ob man am Nordpol oder in der Sahara würfelt. Jeder Wurf hat bei jedem Würfel konstante Einflussfaktoren, solange einige der Würfel nicht gezinkt, also manipuliert wurden. Deshalb kann man die Wahrscheinlichkeit, mit der ein bestimmtes Ergebnis eintreten wird, gut berechnen, beispielsweise zwei

Sechser hintereinander. Wären wir Menschen jedoch Würfel mit vielen verschiedenen Seitenzahlen, etwa mit vier, acht oder 20 Seiten, wäre die Berechnung von Wahrscheinlichkeiten in Würfelstudien ungleich schwieriger.
Nun gleichen Menschen nicht Würfeln, sondern eher Schneeflocken. Die Zahl der Schneeflocken ist unendlich groß, und doch gleicht keine der anderen. Alle, wirklich alle sehen unterschiedlich aus. Genauso wie wir Menschen uns in allen Details und Körpermerkmalen voneinander unterscheiden. Sogar eineiige Zwillinge sind nur dem Bauplan nach identisch, aber eben nicht in der Ausführung.
Deswegen ist es sehr wichtig, dass die Teilnehmer einer Studie sowohl untereinander als auch späteren Patienten möglichst ähnlich sind bezüglich Alter, Herkunft, Beruf, Vorerkrankungen und vielem mehr. Unterscheiden sie sich dagegen stark, wird die korrekte Berechnung von Wahrscheinlichkeiten so gut wie unmöglich.

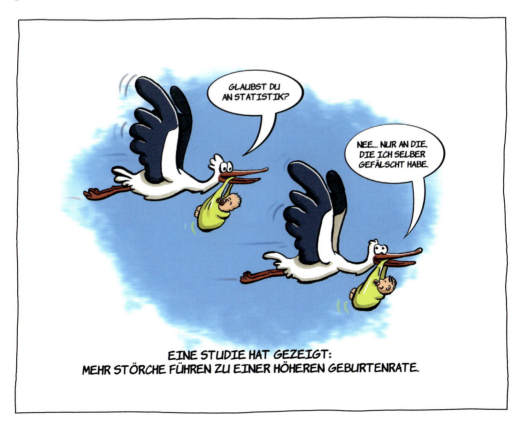

VOR DEM ARZTBESUCH

ANWENDUNGSSTUDIEN MIT REPRÄSENTATIVER STICHPROBE

Studien, die Arzneien im Labor überprüfen, können wichtige Hinweise geben. Man kann beispielsweise überprüfen, ob ein Medikament Zellkulturen im Reagenzglas beeinflusst. Nur lassen sich solche Ergebnisse nicht einfach auf den gesamten Menschen übertragen. Deshalb helfen nur Studien weiter, die Therapien an echten Menschen überprüft haben. Solche Studien nennt man Anwendungsstudien, und wie wichtig sie sind, zeigt das Beispiel Vitamin A. Im Laborexperiment hatte man festgestellt, dass Vitamin A der Entwicklung von Krebszellen entgegenwirkt. Daraus entwickelte man die naheliegende Hypothese, dass Vitamin A vor Krebs schützt. In der Folge empfahl man Rauchern, täglich Vitamin A einzunehmen, um sich vor Lungenkrebs zu schützen – vor der Durchführung einer Anwendungsstudie. Diese holte man später nach. Hier zeigte sich in zwei großen hochwertigen Studien, dass die Gruppen, die Vitaminpräparate eingenommen hatten, deutlich mehr Krebs entwickelten. Durch eine Anwendungsstudie vor der Therapieempfehlung hätten diese Erkrankungsfälle verhindert werden können. Denn offensichtlich hat Vitamin A auf Zellkulturen eine andere Wirkung als auf den kompletten menschlichen Organismus.

Da wir keine Zellkultur, sondern hochkomplexe Wesen sind, entwickeln wir aufgrund unserer genetischen Unterschiede und verschiedenster Lebensumstände ganz unterschiedliche Reaktionen auf die gleiche Therapie. Dem einen hilft sie, dem anderen weniger, einem Dritten schadet sie vielleicht sogar. Deshalb ist es außerdem wichtig, dass die Teilnehmer solcher Anwendungsstudien so ausgewählt werden, dass sie den späteren Patienten möglichst ähnlich sind. Eine solche Auswahl nennt man repräsentative Stichprobe. Diese Stichprobe sollte zusätzlich die getrennte Beobachtung genau definierter Untergruppen ermöglichen. Denn die Ergebnisse können bei 20-jährigen Bäckern schnell anders ausfallen als bei 60-jährigen Bürofachfrauen. Das bedeutet: Die Studienteilnehmer sollten verschiedene Patientenuntergruppen bezüglich Alter, Beruf und Lebensverhältnisse möglichst genau repräsentieren.

MÖGLICHST KONSTANTE EINFLUSSFAKTOREN

Wenn die Therapie, die ich in einer Studie überprüfen möchte, nun auch noch sehr komplex ist und viele wechselnde Faktoren das Ergebnis beeinflussen könnten, stößt man schnell an die Leistungsgrenze medizinischer Studien.

VERSCHIEDENE STUDIENARTEN

Besser ist es, man überprüft Therapien, die auf einem klar definierten Wirkzusammenhang beruhen. Beispielsweise können Anwendungsstudien gut überprüfen, ob ein ganz bestimmter Wirkstoff bei den Studienteilnehmern zu einer Blutdrucksenkung führt oder eine ganz bestimmte Operation zu dauerhaft weniger Schmerzen. Auch lässt sich gut durch Studien belegen, dass Raucher im Schnitt kürzer leben als Nichtraucher.

Wenn man aber beispielsweise überprüfen möchte, welcher Lebensstil am besten vor Krebs schützt, und man dabei ein ganzes Sammelsurium an Faktoren mit einbezieht, sind die Ergebnisse mit größter Vorsicht zu genießen. Wer dabei verschiedenste Ernährungs- oder Bewegungsformen erfasst und diese dann noch in verschiedenen Ländern vergleicht, landet ganz schnell beim Storchenproblem. Wenn die Apfelesser in Italien besser abschneiden als die Milchtrinker in Schweden, die spanischen Handballer besser als die paddelnden Eskimos, so beruhen diese Ergebnisse vor allem auf reinem Zufall. Aus den vielfältigen und wechselnden Einflussfaktoren Wahrscheinlichkeiten abzuleiten, mit denen sich ein Bewohner Mittelhessens oder des Vogtlandes durch bestimmte Verhaltensweisen vor Krebs schützen kann, ist schlicht unseriös.

DAS »KRETA-PROBLEM« UND DAS GEHEIMNIS DER 100-JÄHRIGEN IN JAPAN

Auch kann ein einziger Faktor, den man in einer Studie übersieht, das komplette Ergebnis schnell ad absurdum führen. Stellt man beispielsweise fest, dass Menschen, die auf Kreta leben, eine der höchsten Lebenserwartungen in ganz Europa haben, kann man dies anhand solcher Studien mit dem dort üblichen hohen Verbrauch an Olivenöl scheinbar gut erklären. Allerdings könnte es sein, dass ein ganz anderer Faktor für die Messergebnisse verantwortlich ist; ein Faktor, der in solchen Studien aber nie erfasst wird. Die Daten bezüglich der Lebensdauer entnimmt man in solchen Studien stets den offiziellen Sterberegistern der dortigen Behörden. Wenn es jedoch in manchen Regionen üblich ist, Todesfälle der älteren Familienmitglieder verzögert oder gar nicht zu melden, um die Rentengelder weiter fließen zu lassen, könnte die »hohe Lebenserwartung« vielleicht eher darin begründet sein. Beliebt ist auch die Zurücksetzung des eigenen Geburtsjahres, um früher in den Genuss der Renten zu kommen, wie in manchen eher abgelegenen Bergdörfern durchaus üblich. Wenn dann in solchen Studien die lange Lebensdauer auffällt, erklärt man dies nach Storchenlogik durch Gemüse, einfaches Leben oder fehlende Rolltreppen. So steckt auch weniger der grüne Tee hinter den vielen Hundertjährigen in Japan. Dies stellten Kontrolleure fest, als sie statt rüstiger Urgroßväter teilweise mumifizierte Angehörige aufspürten, deren Renten aber dafür umso lebendiger sprudelten. Solcher Rentenbetrug steckt oft hinter der angeblich langen Lebensdauer anderer Länder und wird in entsprechenden Studien regelmäßig übersehen. Aus diesem Grund bin ich als Arzt Empfehlungen gegenüber grundsätzlich skeptisch, die auf eine umfassende Änderung von Lebensstil und Ernährungsverhalten zielen und dies anhand solcher multifaktoriellen Studien begründen. Hier wiegt für mich die persönliche Erfahrung und Einschätzung des Patienten schwerer – was ihm guttut und womit er gute Erfahrungen gemacht hat.

DER STUDIEN-TÜV

Anwendungsstudien brauchen einen bestimmten, hochwertigen Aufbau, den man auch Studiendesign nennt. Außerdem müssen die Auswertungsverfahren korrekt durchgeführt werden. Zumindest die Qualität des Studiendesigns lässt sich relativ einfach erfragen. Nun sind Patienten aber in den seltensten Fällen ausgewiesene Statistikexperten. Es ergibt deshalb überhaupt keinen Sinn, Patienten zu empfehlen, sie sollten ihren Arzt nach prospektiven, randomisierten Interventionsstudien fragen. So heißen im Fachjargon jene Qualitätsstudien, die die Medizin so dringend benötigt. Auch viele Ärzte wären mit solchen Fragen überfordert. Das hat auch ein Team um den kanadischen Mediziner David Sackett in den 1980er-Jahren erkannt und für dieses Problem eine gute Lösung gefunden. Er entwickelte ein Bewertungssystem für Studien, mit dem sich auf einen Blick erkennen lässt, ob das Studiendesign eine sinnvolle Übertragung der Studienergebnisse auf Patienten erlaubt. Er nannte dieses System Evidenzbasierte Medizin (EBM), zu dem wir in diesem Buch einfach Studien-TÜV sagen wollen. Dieser Studien-TÜV bezieht sich auf den Studienaufbau und nicht die Qualität der Auswertungsverfahren. Das schränkt seine Aussage ein. Dennoch ist dieser Studien-TÜV die zurzeit beste Möglichkeit, das wissenschaftliche Fundament einer Therapieempfehlung zu überprüfen, und er hat sich in der Medizin durchgesetzt. Seitdem werden die offiziellen Behandlungsleitlinien, die heute die Lehrmeinung in jedem medizinischen Fach von den Augenärzten bis zu den Orthopäden festlegen, anhand dieser Studienbewertung erstellt.

DER STUDIEN-TÜV

Es gilt dabei das Prinzip, dass die Lehrmeinung sich durchsetzt, die durch Studien mit den höchsten Bewertungen begründet werden kann.

STUDIEN ERSTER KLASSE

Der Studien-TÜV teilt medizinische Studien nach ihrer Qualität in vier Klassen ein. Doch nur der 1. Klasse wird dabei die statistische Qualität zugesprochen, bei der man in der Medizin von einer soliden statistischen Grundlage einer Therapie ausgeht. 1er-Studien sind Anwenderstudien. Die Teilnehmer sind repräsentativ ausgewählt, und die Zahl der Teilnehmer ist ausreichend groß. Mindestens eine Gruppe erhält die zu prüfende Therapie mit einer klaren Vorstellung, was diese bewirken soll, und mindestens eine Gruppe ist die nicht behandelte Kontrollgruppe. Der Beobachtungszeitraum wird vorher festgelegt, und die Verteilung auf die Gruppen erfolgt nach dem Zufallsprinzip. Bei der Auswertung der Ergebnisse solcher Studien gibt es einige zusätzliche Stolperfallen, und ich zeige Ihnen später, wie Sie auch diesen gemeinsam mit Ihrem Arzt entgehen können.

Wenn sich Ärzte bei ihrer Behandlung auf positive Studienergebnisse beziehen, dann bieten nur solche 1er-Studien ausreichend Sicherheit, dass sich diese Erfolge auch mit einer hohen Wahrscheinlichkeit bei ihren Patienten einstellen können. Kardiologen beispielsweise empfehlen Patienten mit zu hohen Cholesterinwerten aufgrund von Behandlungsleitlinien oft, einen Cholesterinsenker einzunehmen, um das Herzinfarktrisiko zu senken. Steckt hinter einer solchen Empfehlung aber keine 1er-Studie, kann sich der Arzt nicht ausreichend sicher sein, dass er seinen Patienten damit nicht auch mehrheitlich schaden könnte. Denn Cholesterinsenker haben auch erhebliche Nebenwirkungen.

DER STUDIEN-TÜV

Qualitätsklassen	*Wahrscheinlichkeit, dass das Studienergebnis auch für andere Patienten gilt*
1	Hoch
2	Erwägenswert
3	Unklar
4	Rein spekulativ

VOR DEM ARZTBESUCH

WEGWEISENDE 1ER-STUDIEN

Die Medizin braucht dringend 1er-Studien. Doch von allen medizinischen Studien erreicht meiner Schätzung nach höchstens ein Prozent die Qualitätsklasse 1. Die restlichen 99 Prozent sind nicht automatisch völlig wertlos – man kann durch sie beispielsweise gute Ideen gewinnen. Aber an einer Tatsache kommt niemand vorbei: Wenn ein Arzt wissen möchte, ob man aus einer solchen Idee eine Therapie entwickeln kann, die dann auch den Patienten in der Sprechstunde langfristig nützt, braucht er 1er-Studien. Die Wahrscheinlichkeit, dass sich Studienergebnisse auf Menschen außerhalb der Studie anwenden lassen, sinkt von Stufe 1 bis Stufe 4 rapide (siehe Tabelle S. 41).

Deswegen reicht mir als praktischer Arzt eine reine Leitlinienempfehlung nicht aus, um meine Patienten nach deren Vorgaben zu behandeln. Erst wenn dahinter mindestens eine echte 1er-Studie steckt, nehme ich diese Empfehlung als Ausgangspunkt einer guten Therapieempfehlung auf reiner Studienbasis ernst. Das Risiko, meine Patienten vor allem Nebenwirkungen auszusetzen, ist ohne diese 1er-Studien nicht ausreichend geklärt.

BEURTEILUNG DER STUDIENKENNTNISSE

Merken Sie sich die folgende Frage, wenn Sie wissen möchten, ob ein Behandlungsvorschlag tatsächlich ausreichend durch Studien begründbar ist.
- *Gibt es Anwendungsstudien der höchsten Qualitätsklasse, denen zufolge vergleichbare Patienten von der vorgeschlagenen Therapie eindeutig profitiert haben?*

WANN ERFAHRUNG, WANN STUDIEN?

In der folgenden Tabelle sehen Sie noch einmal anhand von Beispielen, wann bei einer Therapieentscheidung vor allem die ärztliche Erfahrung wichtig ist und wann man ganz besonders auf die Studienlage schauen sollte. Die Aufzählung ist natürlich bei Weitem nicht vollständig. Studien und Erfahrung schließen sich selbstverständlich auch nicht aus. Es geht nur um die Gewichtung, wann eher Studien und wann eher Erfahrung voraussagen kann, ob Ihnen als Patient eine vorgeschlagene Behandlung auch wirklich helfen wird.

WANN ERFAHRUNG, WANN STUDIEN?

EINSCHÄTZUNG DES THERAPIEERFOLGS AUFGRUND VON STUDIEN ODER ERFAHRUNG

Die folgende Aufzählung soll Ihnen einen Überblick vermitteln, bei welchen Erkrankungen oder medizinischen Maßnahmen es bei der Einschätzung des Therapieerfolgs vor allem auf Studien oder eher auf die persönliche Erfahrung des Arztes ankommt.

Hier sind Studien wegweisend	*Hier ist Erfahrung wichtig*
· Impfen	· Notfallbehandlungen, z. B. Herzinfarkt, Asthmaanfall
· Langzeitergebnis einer Allergiebehandlung	· Behandlung des allergischen Schocks
· Vorsorgeuntersuchungen bei Gesunden	· Abklärung von Verdachtsfällen
· Langzeittherapien wie z. B. Cholesterinsenkung	· Kurzzeittherapien wie z. B. die Behandlung eines Magengeschwürs
· Blutdrucksenkung bei leicht bis mittelmäßig erhöhtem Blutdruck (je nach Lebensalter bis 160/95 mmHg)	· Bei sehr hohen Blutdruckwerten (je nach Lebensalter über 160/95 mmHg)
· Blutzuckersenkung bei leicht bis mittelmäßig erhöhtem Blutzucker (unter 140 mg/dl)	· Bei sehr hohen Blutzuckerwerten (deutlich und mehrfach über 140 mg/dl)
· Langzeitziel einer Operation	· Gute Durchführung einer Operation
· Überlebenszeit bei Tumorbehandlung	· Schmerzbekämpfung
· Langzeitergebnis einer Arthroseoperation	· Versorgung eines Knochenbruchs

Studien sind immer dann sinnvoll, wenn das Therapieziel in weiter Zukunft liegt oder der Nutzen der Therapie eher klein ist. Auf die therapeutische Erfahrung des Arztes kommt es vor allem dann an, wenn das Therapieziel unmittelbar nach der Behandlung eintritt und der Therapienutzen groß ist.

VOR DEM ARZTBESUCH

THERAPIEENTSCHEIDUNGEN IM ÄRZTLICHEN ALLTAG

Die Voraussetzungen für eine gute Beratung sind in ärztlichen Sprechzimmern selten ideal. Oft muss eine Therapieentscheidung auf dem Boden nur lückenhaft vorhandener Informationen getroffen werden. Darauf sollten Sie vorbereitet sein.

IM BESTEN FALL

Die besten Entscheidungsgrundlagen für eine Therapie bestehen, wenn sowohl 1er-Studien die positive Wirkung belegen als auch die therapeutische Erfahrung des Arztes eindeutig in diese Richtung weist. Dies ist beispielsweise bei der Behandlung von Lymphdrüsenkrebs der Fall. Die Empfehlung einer entsprechenden Chemotherapie als lebensrettende Maßnahme ist zum einen durch die Studienlage untermauert. Zum anderen haben viele Ärzte persönlich erlebt, dass durch eine solche Behandlung die Lebenserwartung ihrer Patienten sehr stark ansteigt, man oft sogar von Heilung sprechen kann. In einem solchen Fall besteht eine sehr große Wahrscheinlichkeit, dass ein Patient Vorteile von der empfohlenen Therapie haben wird.
Ihnen ist bestimmt aufgefallen, dass häufig von Wahrscheinlichkeiten die Rede ist. Leider gibt es auch in der Medizin keine 100-prozentige Sicherheit. Ein Risiko besteht leider immer – auch bei bester Studienlage und Erfahrung. Ein einzelner Patient kann aufgrund genetischer Besonderheiten und vieler anderer unbekannter Ursachen auch bei gut überprüften und bewährten Therapien völlig anders reagieren als erwartet; manchmal kann er sogar Schaden nehmen.

Wenn es Ihnen schon frühzeitig unter der empfohlenen Therapie unerwartet schlecht geht oder seltene Nebenwirkungen auftreten, sollten Sie diese Beobachtungen dem behandelnden Arzt sofort mitteilen.

Entscheiden Sie anschließend gemeinsam mit ihm, ob Sie vielleicht einer der seltenen Fälle sind, bei denen trotz bester Nachweislage eine ansonsten gute Therapie falsch ist. Dann können Sie gemeinsam einen anderen Weg finden.

Das spricht jedoch keinesfalls dagegen, sich zunächst auf eine solch abgesicherte Therapie einzulassen. Die Wahrscheinlichkeit, dass Sie davon profitieren, ist ungleich höher.

DER NORMALFALL

Idealfälle haben die unangenehme Angewohnheit, selten zu sein. Der Normalfall sieht häufig ganz anders aus. Ehrlicherweise muss man zugeben, dass für sehr viele Therapien – um nicht zu sagen für die meisten – gar keine Nachweise auf 1er-Niveau existieren, die man dann zumindest als guten Ausgangspunkt einer Entscheidungsfindung nehmen könnte. Das ist die Situation, mit der praktische Ärzte und ihre Patienten zurechtkommen müssen.

Deshalb ist es umso wichtiger, die Grundlagen einer Empfehlung sorgfältig zu bestimmen, um dennoch zu einer guten Entscheidung für oder gegen eine Therapie zu kommen. Zwei Dinge gilt es dabei zu klären:

- Welches ist die aktuelle Studienlage, mit der man eine Therapie begründen kann? Auch wenn keine 1er-Studien existieren, gibt es vielleicht andere interessante Studienbeobachtungen, die in besonderem Maße auf die Situation des Patienten zutreffen. Wurde die Studie beispielsweise in Deutschland durchgeführt, mit Teilnehmern, die der eigenen Situation stark ähneln? Oder ging es um exakt die gleiche Erkrankung?
- Danach gilt es, die therapeutische Erfahrung des Arztes genau zu erfragen, mit der er anhand vieler selbst erlebter Behandlungsergebnisse die Therapie begründen kann.

Wenn Sie beide Grundlagen ermittelt haben, gilt es darüber hinaus einzuschätzen, welche für Ihre spezielle Entscheidungssituation mehr Gewicht hat. Geht es um langfristig wirkende Therapien wie eine Diabeteseinstellung, oder geht es um die Lösung eines akuten Problems, das beinahe schon Notfallcharakter hat, etwa plötzliche Herzschmerzen?

Eine solche nicht zu 100 Prozent klare Entscheidungssituation ist der Normalfall in einer medizinischen Beratung. Wenn Sie diese Grundlagen mit Ihrem Arzt gründlich erarbeiten, wird aber auch in einer solchen Situation eine sinnvolle Entscheidung möglich, hinter der Sie und Ihr Arzt guten Gewissens stehen können.

VOR DEM ARZTBESUCH

IM SCHLECHTESTEN FALL

Doch manchmal ist weder das eine noch das andere möglich: Der Arzt weiß weder, ob seine Therapieempfehlung den aktuellen Behandlungsleitlinien entspricht oder ob es Studien zu diesem Behandlungsfall gibt, geschweige denn, welche Qualitätsklassen nach dem Studien-TÜV diese Studien besitzen. Noch verfügt er über ausreichend eigene therapeutische Erfahrung, um Ihren Behandlungsfall einschätzen zu können.

In solchen Fällen wäre es sicherlich eine gute Idee, sich bei einem anderen Arzt eine zweite Meinung einzuholen. Denn fehlt eine reflektierte therapeutische Erfahrung und weiß der Arzt auch nichts über die aktuelle Studienlage, kann er auch nicht beurteilen, wie wahrscheinlich Ihnen die empfohlene Therapie nützen wird, oder ob nicht sogar die Schäden überwiegen.

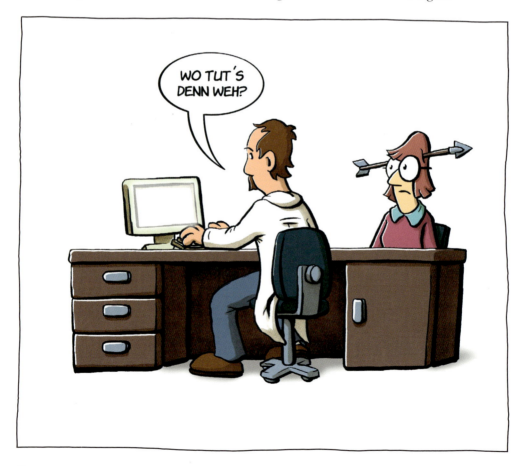

MANCHMAL HILFT NUR DIE FLUCHT

Im Rahmen einer Fernsehproduktion wurde ich einmal gebeten, als ärztlicher Experte mitzuwirken. Ich sollte nachgestellte ärztliche Beratungen kommentieren. Echte Patienten ließen sich von einer Fernsehjournalistin bei ihren Arztbesuchen begleiten, die dann der Beratung als gute Freundin getarnt beiwohnte. Diese Arztbesuche wurden anschließend mit der gleichen Patientin, ansonsten aber mit Schauspielern wortwörtlich nachgespielt. Nachdem die absolute Anonymität der Kollegen gesichert war, gab ich mein Einverständnis.

Leider musste ich feststellen, dass in der Mehrheit der dort gezeigten Beratungsgespräche hinter den Behandlungsvorschlägen weder Studienwissen noch eine reflektierte eigene therapeutische Erfahrung deutlich wurde. Oft wurden ohne Begründung, ohne Erfassung der Krankengeschichte und ohne eine schlichte Basisuntersuchung fragwürdige Behandlungen verordnet.

Und das oft in einer überheblichen Weise unter Missachtung grundlegender Anstandsregeln. Es kam vor, dass Ärzte nicht einmal den Blick vom Computerbildschirm wendeten, um den Patienten zu begrüßen.

Eine ernüchternde Erfahrung. In solchen Fällen sollte jedem Patienten eines bewusst sein: Es ist zu jedem Zeitpunkt sein Recht, aufzustehen und Praxen dieser Art zu verlassen. Niemand ist verpflichtet, ein inkompetentes Beratungsgespräch durchzustehen, geschweige denn, sich auf vorschnelle und schlecht begründete Therapien einzulassen. Dass dies den meisten Patienten trotz großen Unbehagens schwerfällt und wie man diese Barrieren überwinden kann, darüber sprechen wir im Kapitel »Psychologische Barrieren überwinden« (siehe S. 88ff.). In diesem Kapitel erfahren Sie, wie Sie sich als Patient auch psychologisch auf den Arztbesuch vorbereiten können.

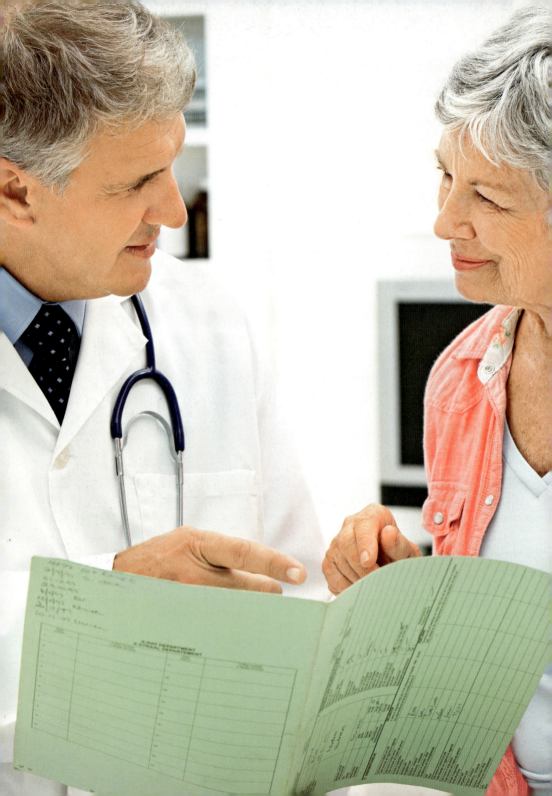

WÄHREND DES ARZTBESUCHS

Sie kennen nun die Grundlagen einer guten medizinischen Entscheidung. Sie wissen, wann die therapeutische Erfahrung Ihres Arztes und wann besonders die Studienlage ausschlaggebend für Ihren Behandlungsfall ist. Jetzt gilt es, sich das Handwerkszeug zuzulegen, diese Grundlagen während des Arztbesuchs gezielt zu erfragen. Dabei können Sie sich an fünf Leitfragen orientieren, deren Antworten Ihnen dabei helfen, gemeinsam mit dem Arzt die für Sie bestmögliche Therapie zu finden.

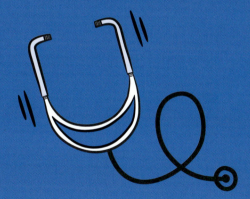

WÄHREND DES ARZTBESUCHS

MIT DEM 5-PUNKTE-PLAN ZU EINER GUTEN THERAPIEENTSCHEIDUNG

Nach Klärung der folgenden fünf Punkte haben Sie die optimale Grundlage für eine gute Therapieentscheidung geschaffen. Punkt für Punkt wird beschrieben, was genau Sie erfragen müssen, um die Qualität der ärztlichen Antwort einschätzen können, und wie Sie typischen Stolperfallen entgehen. Wenn Sie diesen 5-Punkte-Plan durchgearbeitet haben, können Sie ihn auf jedes medizinische Beratungsgespräch anwenden. Und mit etwas Training wird es Ihnen immer leichter fallen, im richtigen Moment die richtige Frage zu stellen.

1. *Wie heißt meine Erkrankung, und was ist das Behandlungsziel?*
2. *Welche Vorteile bringt mir die vorgeschlagene Behandlung im Vergleich zum natürlichen Heilungsverlauf, also ohne Therapie?*
3. *Was bedeuten diese Vorteile konkret für mich?*
4. *Mit welchen Nachteilen und Nebenwirkungen muss ich rechnen?*
5. *Gibt es echte Alternativen zu diesem Behandlungsvorschlag, und wie sind diese im Vergleich einzuschätzen?*

PUNKT 1: ERKRANKUNG UND BEHANDLUNGSZIEL

Zuerst sollten Sie erfahren, wie Ihre Erkrankung heißt und worin genau das Ziel der Behandlung besteht. Letzteres mag zunächst banal erscheinen; vielleicht denken Sie: Natürlich soll die Erkrankung komplett ausheilen. Leider ist das nicht immer möglich. Doch sollte das Ziel einer Behandlung immer in einem für Sie spürbaren positiven Nutzen liegen.

Klären Sie als Erstes mit Ihrem Arzt, wie Ihre Erkrankung genau heißt, welche Behandlung er vorschlägt und wie das genaue Ziel dieser Behandlung lautet.

PUNKT 1: ERKRANKUNG UND BEHANDLUNGSZIEL

VOR DER THERAPIE – DIE DIAGNOSE

Es gibt einen alten Grundsatz in der Medizin: Vor die Therapie haben die Götter die Diagnose gesetzt. Erst wenn man weiß, wogegen sich eine Therapie richten soll, kann man von einem gezielten Vorgehen sprechen. Nachdem Ihr Arzt Sie befragt und untersucht hat, sollten Sie ihm deshalb folgende Frage stellen:

- **Fragen Sie Ihren Arzt als Erstes, wie Ihre Krankheit genau heißt. Erfragen Sie sowohl die fachliche Bezeichnung als auch die deutsche Beschreibung.**

Im Falle einer Streptokokken-Tonsillitis bedeutet dies eine durch Bakterien namens Streptokokken ausgelöste Entzündung der Gaumenmandel. Eine solche exakte Diagnose ermöglicht oft die Bekämpfung der Krankheitsursache – etwa durch eine Penicillin-Behandlung – und damit auch die komplette Heilung. Eine Diagnose bedeutet jedoch nicht automatisch, dass man die Ursache dieser Erkrankung kennt. Oft ist eine Diagnose nur ein Sammelbegriff für Symptome, die völlig unterschiedliche und meist erst einmal unbekannte Ursachen haben können. Diabetes beispielsweise bezeichnet die krankhafte Erhöhung des Blutzuckers. Die Ursachen dafür können jedoch vielfältig sein und liegen meist im Dunkeln. In diesen häufigen Fällen kann eine Behandlung die Ursache nicht gezielt bekämpfen. Das Ziel der Behandlung liegt dann vor allem darin, die Symptome zu lindern und Langzeitfolgen zu verringern.

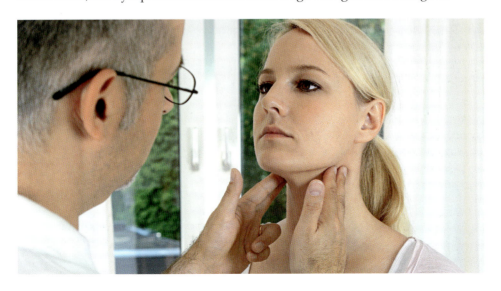

WÄHREND DES ARZTBESUCHS

FRAGEN NACH THERAPEUTISCHER ERFAHRUNG

Die folgende Frage lässt Rückschlüsse darauf zu, aus welchem therapeutischen Erfahrungsschatz die persönliche Einschätzung Ihres Arztes bezüglich der Diagnose schöpfen kann.

- Fragen Sie Ihren Arzt, wie viele Patienten mit dieser Diagnose er zuvor schon behandelt hat.

DAS BEHANDLUNGSZIEL FESTLEGEN

Hat der Arzt – nach Befragung, Untersuchung und eventuell auch weiterer Diagnostik wie Blut- oder Röntgenbilder – eine Diagnose gestellt, sollte geklärt werden, was genau das Ziel der Behandlung ist. In Notfallsituationen, in denen es Patienten sehr schlecht geht, beispielsweise bei einer Nierenkolik oder einem Asthmaanfall, ist das Behandlungsziel offensichtlich: Schmerzfreiheit und freie Atmung sollen wiederhergestellt werden. Bei einer Diagnose, bei der Sie aktuell gar keine Nachteile spüren, ist die Situation nicht so eindeutig. Dann läuft die Medizin manchmal sogar in eine Falle, die man tunlichst vermeiden sollte. Diese Falle heißt Ersatzwirkung, medizinisch: Surrogat-Parameter.

- Fragen Sie Ihren Arzt als Nächstes, welche Behandlung er vorschlägt und wie das genaue Ziel dieser Behandlung lautet.

Als Antwort auf Ihre Frage beschreibt Ihr Arzt vielleicht folgende Ziele der Behandlung: Mit dieser Therapie kann man den Blutzucker – oder den Cholesterinwert oder den Blutdruck etc. – senken. Oder er sagt, dass sich dadurch die Knochendichte erhöht oder dass die Therapie den Tumor verkleinert. Damit beschreibt der Arzt die Wirkung der Behandlung und deutet dies als Vorteil für Sie. Ob die Behandlung Ihnen aber tatsächlich auch etwas bringt, ist damit noch nicht belegt. Es kommt nämlich darauf an, ob Sie diesen Vorteil auch spüren können. Es reicht deshalb nicht, einen Therapieerfolg mit einer solchen Ersatzwirkung zu begründen.

ZWEI BEISPIELE

Wenn Diabetesmedikamente erfolgreich den Blutzucker senken, dann bedeutet dies für sich allein keinen Vorteil. Erst wenn dies bedeutet, dass der Patient mit weniger Spätschäden wie z. B. Augen- oder Nierenproblemen oder einer höheren Lebenserwartung rechnen kann, ist die Therapie

PUNKT 1: ERKRANKUNG UND BEHANDLUNGSZIEL

empfehlenswert. Wenn man dies nicht bedenkt, kann es durch die alleinige Fixierung auf eine Ersatzwirkung zu einer gefährlichen Übertherapie kommen. So zeigen neue Studien, dass eine zu strenge Absenkung des Blutzuckers im Falle des Diabetes Typ 2 lebensverkürzend sein kann.

Ein anderes Beispiel: Wenn ein Patient an Osteoporose leidet, schwindet die Knochendichte und es drohen Knochenbrüche. Verbessert ein Medikament die Knochendichte, so hört sich das nach einem echten Therapieerfolg an. Doch es gibt Medikamente, die dies zwar erreichen, bei denen allerdings die Zahl der Knochenbrüche sogar zunimmt. Der Knochen scheint dichter, aber auch spröder zu werden. Deshalb muss vor einer Osteoporosetherapie erst geklärt werden, ob der Patient wirklich etwas davon hat, vor allem ein gesenktes Knochenbruchrisiko.

ERSATZWIRKUNG ODER ECHTER VORTEIL?

Die kleine Auflistung unten führt Therapien auf, die häufig wegen einer Ersatzwirkung verordnet werden. Das sollte Ärzte und Patienten jedoch nicht zufriedenstellen. Wenn Ihr Arzt eine Therapiebegründung laut der linken Spalte gibt, fragen Sie ihn, ob auch ein spürbarer Vorteil, wie er in der rechten Spalte beschrieben wird, durch die Therapie erreicht wird.

Unklare Ersatzwirkung	*Ein echter Vorteil wäre*
· *Senkung des Cholesterinspiegels*	· *Weniger Herzinfarkte*
· *Knorpelglättung des Kniegelenks*	· *Weniger Schmerzen*
· *Senkung des Blutdrucks*	· *Weniger Herzkrankheiten*
· *Gewichtsreduktion*	· *Weniger Krankheiten*
· *Verbesserung der Knochendichte bei Osteoporose*	· *Weniger Knochenbrüche*
· *Tumorverkleinerung durch Chemotherapie*	· *Längere Lebenserwartung*
· *Senkung des Blutzuckers (Nüchternglukose und HbA1-Wert)*	· *Höhere Lebenserwartung*

Ihr Behandlungsziel muss mit einem spürbaren, kurz- oder langfristigen Vorteil für Sie verbunden sein. Akzeptieren Sie keine Zielsetzung, die nur auf einer Ersatzwirkung beruht. Überlegen Sie sich im Vorfeld, was Sie durch eine Therapie erreichen möchten. Welche spürbaren Vorteile sind Ihnen wichtig? Bringen Sie diesen Wunsch in das Gespräch mit ein.

WÄHREND DES ARZTBESUCHS

PUNKT 2: THERAPIE BESSER ALS NATÜRLICHER HEILUNGSVERLAUF?

Wenn eine Behandlung zu einer Besserung führt, spricht das nicht automatisch für diese Maßnahme. Ich muss diese Verbesserungen erst mit dem natürlichen Verlauf der Erkrankung vergleichen. Vielleicht entpuppt sich ein Vorteil dann sogar als Nachteil. Denn wenn beispielsweise eine Studie zeigt, dass die Lebenserwartung therapierter Patienten im Vergleich zu früher ansteigt, kann dies allein mit dem natürlichen Anstieg der Lebenserwartung zusammenhängen, der seit etwa 100 Jahren erkennbar ist. Das hat allgemein viel mit besserer Hygiene und besseren Lebensumständen zu tun. Vielleicht würden die Patienten ja noch länger leben, wenn sie gar keine Therapie gemacht hätten. Solche Beispiele gibt es tatsächlich.

Deshalb sollte in einem ärztlichen Beratungsgespräch nach Nennung der Diagnose und Festlegung des Behandlungsziels als Nächstes geklärt werden, was passiert, wenn man gar nichts tut. Viele Beschwerden und Krankheiten werden von selbst besser, ganz ohne Therapie, da es auch vielfältige natürliche Heilungsprozesse gibt. Vielleicht stellt sich das Behandlungsziel auch von selbst, ohne Therapie ein.

Klären Sie nun mit Ihrem Arzt, was geschehen würde, wenn Sie gar nichts täten, und ob die vorgeschlagene Therapie besser ist als der natürliche Heilungsverlauf. Erst dann können Sie den wahren Wert der Therapie beurteilen.

WANN IST PUNKT 2 BESONDERS WICHTIG, WANN SPIELT ER KEINE ROLLE?

Es gibt Situationen, in denen es besonders wichtig ist, den natürlichen Heilungsverlauf einer Erkrankung zu kennen, um den Nutzen einer Therapie abschätzen zu können. Zu diesen Situationen gehören beispielsweise die folgenden:

- Krankhafte Auffälligkeiten, die Sie selbst gar nicht spüren, sondern die sich nur im Blutbild oder bei einer Ultraschalluntersuchung zeigen; Ihnen an sich geht es gut
- Leichte Erkrankungen

PUNKT 2: THERAPIE BESSER ALS NATÜRLICHER HEILUNGSVERLAUF?

- Vorsorgeuntersuchungen, die für sich gesehen selbst Nebenwirkungen haben können, etwa falsche Diagnosen oder unnötige Gewebeentnahmen

Im Gegensatz dazu gibt es aber auch Situationen, in denen der natürliche Heilungsverlauf keine Rolle spielt und in denen es ohne Therapie nicht geht. Zu diesen Situationen gehören beispielsweise die folgenden:

- Notfallsituationen; wenn Menschen ohne Infusion verbluten würden; bei offenen Knochenbrüchen, die sofort versorgt werden müssen; andere offensichtliche Situationen, in denen ein Nichteingreifen schwere Folgen für den Patienten hätte
- Situationen, in denen es Patienten sehr schlecht geht und in denen eine sofortige Behandlung Linderung verschaffen kann, etwa bei großen Schmerzen oder einem akuten Asthmaanfall

FRAGEN NACH STUDIENWISSEN

Es gibt kaum Studien, die sich allein dem natürlichen Krankheitsverlauf ohne Therapie widmen. Viele Studien zur Überprüfung einer Therapie haben jedoch meist eine Kontrollgruppe, bei der nur eine Scheinbehandlung (»Placebobehandlung«) durchgeführt wird. Diese Patienten denken zwar, sie bekämen das Medikament, es ist jedoch nur eine Zuckertablette. Deren Ergebnisse entsprechen dann am ehesten einem natürlichen Heilungsverlauf.

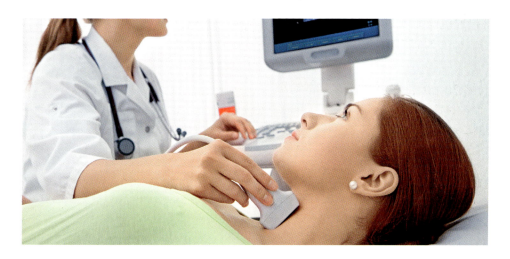

WÄHREND DES ARZTBESUCHS

Allerdings können allein durch den Glauben, ein echtes Medikament zu erhalten, in solchen Kontrollgruppen oft positive Effekte auftreten. Diesen Placeboeffekt muss man noch berücksichtigen, wenn man den natürlichen Verlauf anhand solcher Studien einschätzen möchte. Auf jeden Fall gilt: Eine gute Therapie muss besser sein als eine reine Placebobehandlung.

- Fragen Sie Ihren Arzt, ob es Studien gibt, die die Wirkung der vorgeschlagenen Maßnahme (Medikament, Untersuchung und sogar Operation) mit einem Placebo verglichen haben, und ob sie nachweislich Vorteile für die »echte« Maßnahme gefunden haben.
- Lautet die Antwort Ihres Arztes »ja«, fragen Sie ihn als Nächstes, ob er weiß, welche Qualität die zugrunde liegenden Studien besitzen. Sie können auch gezielt danach fragen, ob diese Empfehlung durch Studien mit der Qualitätsklasse 1 nach der Evidenzbasierten Medizin (Studien-TÜV) abgesichert ist.

BESONDERER TIPP
Manche Ärzte denken immer noch, dass jeder Patient eine Behandlung wünscht, auch wenn sie eigentlich gar nicht sinnvoll ist. Geben Sie Ihrem Arzt zu verstehen, dass Sie nicht in jedem Fall ein Rezept wünschen, sondern dass es für Sie auch denkbar wäre, sich dem natürlichen Heilungsprozess zu überlassen, wenn Sie dadurch nicht mit wesentlichen Nachteilen zu rechnen haben.

FRAGEN NACH THERAPEUTISCHER ERFAHRUNG

Auch bezüglich des natürlichen Heilungsverlaufs kann die persönliche Erfahrung des Arztes sehr wichtig sein.

- Erkundigen Sie sich danach, welche positiven Erfahrungen Ihr Arzt mit der vorgeschlagenen Therapie gemacht hat und wie es den betreffenden Patienten heute geht.
- Fragen Sie aber auch danach, ob er Patienten kennt, die sich für eine Nichtbehandlung entschieden haben, und ob er weiß, wie es diesen im Vergleich zu den behandelten Patienten mittlerweile geht.

PUNKT 3: WAS BEDEUTEN DIE THERAPIEVORTEILE KONKRET FÜR MICH?

Wenn Studien einen Vorteil der vorgeschlagenen Therapie gezeigt haben – im Vergleich zu einer Placebobehandlung und sogar mit 1er-Qualität –, ist damit immer noch nicht gesagt, dass dieser Vorteil eine wirkliche Bedeutung für Sie hat. Aufklärungsgespräche tappen dabei immer wieder in eine weitere Falle. Es gibt nämlich einen Trick, mit dem man eine Therapie als positiv und nützlich darstellen kann, obwohl sie das in Wirklichkeit nicht ist. Dieser Trick nennt sich »relatives Risiko«.

Klären Sie nun mit Ihrem Arzt, ob die Vorteile der vorgeschlagenen Therapie für Sie tatsächlich eine große Bedeutung haben.

DER TRICK MIT DEM RELATIVEN RISIKO

Angenommen, Sie und ein Freund möchten den Jackpot knacken. Wenn Ihr Freund zwei Lose kauft und Sie nur eines, könnte man sagen, dass Ihre Chance zu gewinnen halbiert ist. In Prozent ausgedrückt: Ihre Chance zu gewinnen liegt 50 Prozent niedriger als die Ihres Freundes – relativ gesehen. Doch was bedeuten diese 50 Prozent wirklich?

Für sich allein betrachtet gar nichts! Wie hoch die Chancenminderung auf den Hauptgewinn wirklich ist, lässt sich erst ermessen, wenn man weiß, wie viele Lose insgesamt in der Lostrommel waren. Waren es zehn Lose, gewinnt eines von zehn Losen. Das bedeutet: Ein Los hat eine zehnprozentige Gewinnchance. Sie haben ein Los weniger als Ihr Freund gekauft; in diesem Fall beträgt Ihre Chancenminderung zehn Prozent – absolut gesehen. Waren es eine Million Lose, senkt sich Ihre Chance zu gewinnen pro Los lediglich um ein Millionstel oder 0,0001 Prozent. Das hört sich alles wesentlich weniger beeindruckend an als die alleinige Angabe des relativen Risikos von 50 Prozent. Die Angabe von Prozenten in Bezug auf die Gesamtmenge nennt man absolutes Risiko. Erst die Angabe dieses absoluten Risikos zeigt die tatsächliche Bedeutung. Man kann also mit der alleinigen Angabe des relativen Risikos große Unterschiede vortäuschen, die es in Wirklichkeit gar nicht gibt.

WÄHREND DES ARZTBESUCHS

BEISPIELE AUS DER MEDIZIN

In Werbebroschüren, die viele Frauen ab 50 erhalten, steht, dass die regelmäßige Brustkrebsvorsorge mittels Mammografie das Risiko, an Brustkrebs zu sterben, um 25 Prozent senken würde. In der zugrunde liegenden Studie verstarben in der Gruppe ohne Mammografie acht Frauen in zehn Jahren, in der Gruppe mit Mammografie sechs Frauen. 8 − 6 = 2, das entspricht einem Unterschied von zwei Achteln, also 25 Prozent.

Doch das ist leider nur das relative Risiko. Denn es waren pro Gruppe insgesamt 1000 Frauen beteiligt. Deshalb beträgt der wahre Unterschied nur 2 von 1000 Frauen, also zwei Tausendstel. Die absolute Risikominderung beträgt demnach lediglich 0,2 Prozent.

In einer großen Studie, der sogenannten HOT-Studie, wird die Minderung des Herzinfarktrisikos durch eine Absenkung des unteren (diastolischen) Blutdruckwertes unter 90 mmHg mit 28 Prozent angegeben. Damit wird die Aussage verbunden, dass ein Blutdruck von 160/95 zu hoch sei und dieser mindestens auf 140/90 abgesenkt werden sollte. Aber die Zahlenangabe ist relativ; die absolute Risikominderung beträgt nämlich nur 0,37 Prozent.

JEDE VIERTE ODER JEDE FÜNFHUNDERSTE

Solch kleine Prozentzahlen können in Studien sehr leicht durch reinen Zufall entstehen und sind per se keine gute Entscheidungsgrundlage. Aber spielen wir eine solche geringe Risikominderung einmal mathematisch durch: Das Problem ist, dass Patienten und Ärzte, die 25 oder 28 Prozent lesen, meist daraus schließen, jeder vierte Patient würde durch eine solche Behandlung gerettet. Diese relativ hohe Chance möchte man nicht versäumen und stimmt deshalb der Therapie zu.

Doch in Wirklichkeit ist es im Fall der Mammografie nur jede 500. Frau. Die anderen 499 Frauen haben keinen Vorteil bezüglich einer Brustkrebserkrankung. Das wird so gedeutet, dass in einer Großstadt die Mammografie von 100 000 Frauen, die 50 oder älter sind, pro Jahr hypothetisch 20 Frauen vor dem Tod durch Brustkrebs retten könnte. Diese 20 Frauen wären froh, an der Mammografie teilgenommen zu haben. Die anderen 99 980 Frauen setzten sich jedoch unnötig möglichen Nebenwirkungen aus. Um eine gute Entscheidung für oder gegen die Mammografie treffen zu können, muss deshalb zusätzlich die Dimension dieser Nebenwirkungen geklärt werden. Wie Sie diese Gesamteinschätzung auf einen Blick vornehmen können, erfahren Sie unter Punkt 5 (siehe auch S. 78).

PUNKT 3: WAS BEDEUTEN DIE THERAPIEVORTEILE KONKRET FÜR MICH?

NNT – DER ECHTE BEHANDLUNGSNUTZEN AUF EINEN BLICK

Die Angabe des relativen Risikos wird in der Medizin tatsächlich vor allem zur Täuschung eingesetzt. Deshalb sollte dies in einer seriösen Beratung immer vermieden werden. Die Angabe der absoluten Risikominderung ist dagegen seriös, aber auch sehr abstrakt. Was genau soll man sich unter 0,2 oder 0,37 Prozent vorstellen?

Viel verständlicher werden die Zusammenhänge mit einer anderen Zahl, der sogenannten Number needed to treat, kurz: NNT. Diese Zahl gibt an, wie viele Patienten behandelt werden müssen, bis bei einem die gewünschte Wirkung eintritt. Einfach zu ermitteln, aber nur wenn man das absolute Risiko kennt. Man muss nämlich die Zahl 100 durch das absolute Risiko teilen. Im Fall der Mammografie bedeutet das: 100 geteilt durch 0,2. Die NNT ist 500. Und im Fall der Senkung des leicht erhöhten Blutdrucks: 100 geteilt durch 0,37. Die NNT beträgt 270. Die optimale NNT beträgt übrigens 1. Dann würde bei jedem Patienten die gewünschte Wirkung eintreten. Die schlechteste NNT ist die Zahl Unendlich. So gut wie keiner profitiert dann von der Therapie.

Um verschiedene Studien vergleichen zu können, sollte die NNT bezogen auf ein Behandlungsjahr dargestellt werden. Da in der HOT-Blutdruckstudie die Studiendauer 3,8 Jahre betrug, muss man dazu 270 noch mit 3,8 multiplizieren. Das bedeutet: um einen Patienten pro Jahr vor einem Herzinfarkt zu schützen, müssen 1026 Patienten behandelt werden.

Vielleicht arbeitet Ihr Arzt sogar mit Grafiken, die die NNT bildlich darstellen. Angenommen, Ihr Hausarzt, Internist oder Kardiologe stellt bei Ihnen einen erhöhten Blutdruck von 160/95 fest. Bei der Frage, ob Sie durch die Einnahme blutdrucksenkender Medikamente Ihr Herzinfarktrisiko senken können, klärt er Sie anhand einer Grafik auf, ähnlich der auf der folgenden Seite.

Der lächelnde Smiley stellt die Person dar, die durch die Behandlung vor einem Herzinfarkt geschützt werden konnte. Haben Sie den einen von 1026 Patienten gefunden, der sich von den anderen unterscheidet? Anhand einer solchen Darstellung von Studienergebnissen lässt sich die wirkliche Bedeutung einer Behandlung auf einen Blick einschätzen. 1025 Patienten bringen die Medikamente keinen Vorteil, aber mögliche Nebenwirkungen – und die können sogar dazu führen, dass durch die Einnahme des Medikaments die Lebenszeit verkürzt wird. Das ist in der HOT-Studie tatsächlich auch der Fall, nämlich einer von 1332 pro Jahr.

WÄHREND DES ARZTBESUCHS

In diesem Fall wird jeder Arzt und jeder Patient leicht erkennen: Erst wenn noch weitere Erkrankungen wie eine krankhafte Herzerweiterung oder bereits stattgefundene Herzinfarkte bestehen, ist es sinnvoll, über die Senkung des Blutdrucks unterhalb von 160/95 mmHg nachzudenken. Das Beispiel verdeutlicht: Eine solche gut verständliche Information würde sicher öfter dazu führen, dass sich Ärzte und Patienten gegen unnötige Therapien entscheiden.

NNT – SCHUTZ VOR HERZINFARKT BEI MITTELGRADIG ERHÖHTEM BLUTDRUCK

In der Abbildung sehen Sie 1026 Smileys. Sie stehen für 1026 Patienten, die in der HOT-Blutdruckstudie behandelt werden mussten, damit einer pro Jahr durch die Behandlung vor einem Herzinfarkt geschützt wurde.

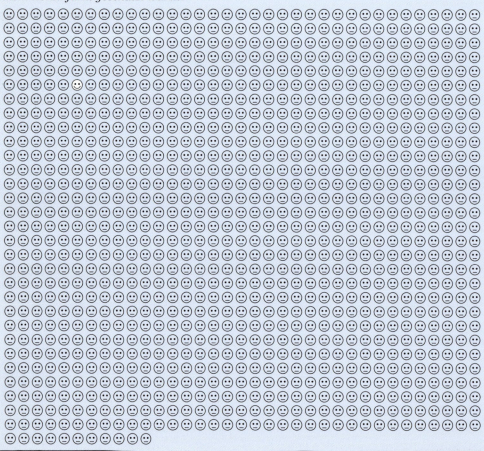

UNTERGRUPPEN SIND WICHTIG

Bei einem weiteren Beispiel anhand der auf Studien basierenden NNT geht es um die Frage, ob man bei Vorhofflimmern Medikamente zur Blutverdünnung einnehmen sollte. Bei einem Vorhofflimmern schlagen die Vorhöfe des Herzens schnell und unrhythmisch. Dadurch können Blutgerinnsel entstehen, die einen Schlaganfall auslösen können. Durch Blutverdünnung kann man sich davor schützen. Da eine Blutverdünnung aber immer auch starke Nebenwirkungen wie etwa Blutungen haben kann, sollte man genau wissen, wie groß der Schutz vor Schlaganfall bei einer solchen Behandlung tatsächlich ist.

DIAGNOSE VORHOFFLIMMERN

Therapie	Welches Ereignis soll im Zeitraum von einem Jahr verhindert werden?	Patientenuntergruppe	Wie viele Patienten müssen behandelt werden, damit dieses Ereignis tatsächlich verhindert wird?
Tägliche Einnahme von Azetylsalizylsäure (Aspirin oder ASS)	Schlaganfall	Unter 65 ohne weitere Risiken	Unendlich viele
		Über 70	56
		Mit bereits stattgefundenen Schlaganfällen	33
Tägliche Einnahme von Marcumar	Schlaganfall	Patienten mit Vorhofflimmern ohne bisherigen Schlaganfall	32
		Davon Untergruppe 1: unter 65 Jahren ohne weitere Risiken	Unendlich viele
		Davon Untergruppe 2: 65–75 Jahre mit Diabetes, Bluthochdruck, Herzinsuffizienz	25
		Davon Untergruppe 3: über 75 mit Diabetes, Bluthochdruck, Herzinsuffizienz	15
		Bei Patienten, die bereits einen kleinen oder großen Schlaganfall hatten	12

Quelle: Arznei-Telegramm

Anhand dieser Tabelle lässt sich Studienwissen schnell und einfach deuten. Sie erkennen daran auch, wie wichtig die Bildung von Untergruppen verschiedensten Alters und verschiedenster Risikofaktoren ist. Wenn man die NNT für eine Marcumar-Behandlung für alle Patienten ohne bisherigen Schlaganfall betrachtet, lautet sie 32 pro Jahr. Ohne Untergruppierungen wäre man somit geneigt, alle Patienten zu behandeln, auch die Unter-65-Jährigen. Schaut man sich jedoch die Untergruppe der Patienten unter 65 Jahren und ohne weitere Risikofaktoren getrennt an, wird eine blutverdünnende Therapie diesen Patienten wahrscheinlich nichts bringen. Die Anzahl der Patienten, die man behandeln müsste, damit ein Schlaganfall verhindert wird, ist unendlich groß. Die älteren Untergruppen mit Risikofaktoren profitieren dafür umso mehr.

Noch eindeutiger ist die Lage, wenn schon ein Schlaganfall stattgefunden hat. Dann profitiert pro Jahr einer von zwölf Patienten. In zwei Jahren wäre es einer von sechs. In vier Behandlungsjahren schon einer von drei. Dies wäre für mich ein überzeugender Grund, einem solchen Patienten eine Blutverdünnung zu empfehlen. Auch ein höheres Alter und zusätzliche Erkrankungen können die Verordnung einer Blutverdünnung bei Vorhofflimmern rechtfertigen. Das ist die Studienlage.

Im Fall von Therapien, die bei schweren Erkrankungen vor allem auf eine Lebensverlängerung zielen, sollte ebenfalls nicht mit Prozenten, insbesondere nicht mit relativen Risiken informiert werden. Beispielsweise bei der Frage, ob eine Chemotherapie durchgeführt werden sollte, sollte ganz konkret eine Vorhersage für die mittlere Überlebenszeit im Vergleich zu einer Nichtbehandlung in Tagen, Wochen und Jahren angegeben werden und das möglichst für verschiedene Untergruppen. Dann hat der Patient eine faire Chance abzuwägen, ob er dafür schwere Nebenwirkungen in Kauf nehmen möchte oder nicht.

LIEBER ZU VIEL IST GEFÄHRLICH

Warum aber braucht man überhaupt eine so sorgfältige Abwägung? All diese Berechnungen wären nicht notwendig, gäbe es keine Nebenwirkungen. Dann wäre es auch nicht tragisch, viele Patienten zu behandeln, die gar keinen Schlaganfall bei Vorhofflimmern erleiden würden. Da aber im Falle der Blutverdünnung lebensgefährliche Blutungen ausgelöst werden können, hat eine verantwortliche Medizin die Pflicht, möglichst wenige Patienten diesen Risiken unnötig auszusetzen.

PUNKT 3: WAS BEDEUTEN DIE THERAPIEVORTEILE KONKRET FÜR MICH?

Ich kenne einige Fälle persönlich, bei denen eine Blutverdünnung lebensgefährliche Blutungen ausgelöst hat. Deshalb sind Methoden wie die Bestimmung der NNT für ein gutes Aufklärungsgespräch ganz maßgeblich. Wichtig dabei ist es, hinsichtlich Alter und weiterer Risikofaktoren unterschiedliche Patientengruppen getrennt zu betrachten, damit genau die Patienten behandelt werden, die einen großen Nutzen haben werden. Wichtig ist auch, dass man die Patienten, die keinen wesentlichen Nutzen zu erwarten haben, von der anderen Gruppe trennt. Diese dann nicht zu behandeln, bedeutet, sie vor gefährlichen Nebenwirkungen zu bewahren. Wird so vorgegangen, handelt es sich um eine sehr hochwertige medizinische Beratung. Die Wahrscheinlichkeit, wirklich etwas von der Therapie zu haben und nicht unnötig Nebenwirkungen ausgesetzt zu werden, ist dann ungleich höher.

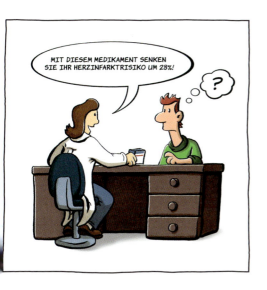
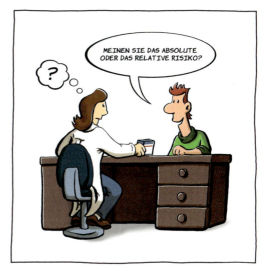

FRAGEN NACH STUDIENWISSEN

Vor Kurzem besuchte ich eine Fortbildungsveranstaltung zum Thema Mammografie. Dort sagte der zuständige Oberarzt der Universitäts-Frauenklinik einen bemerkenswerten Satz: »In der Patientenberatung halte ich die Angabe von absoluten Risiken für nicht geeignet. Die Zahlen sind so klein, das versteht doch keine Frau.« Doch, Patienten verstehen kleine Zahlen sehr wohl. Sie bedeuten nämlich einen extrem geringen und ziemlich hypothetischen

WÄHREND DES ARZTBESUCHS

Nutzen der Mammografie, bei gleichzeitigen Risiken, sich unnötigen Gewebeproben auszusetzen. Wenn Frauen mit absoluten Zahlen aufgeklärt würden, würden sich sehr viele Frauen gegen eine Mammografie aussprechen. Solange man sie jedoch gezielt mit relativen Zahlen desinformiert, nimmt man ihnen die Möglichkeit, zu einer informierten und vernünftigen eigenen Entscheidung zu gelangen. Dies ist das Gegenteil einer sogar gesetzlich vorgeschriebenen, objektiven Information von Patienten.

- Fragen Sie Ihren Arzt daher bei Prozentangaben, ob es sich um eine relative oder absolute Risikominderung handelt. Ist er in der Lage, absolute Zahlen zu nennen, ermitteln Sie mit ihm die dazugehörige NNT (100 geteilt durch das absolute Risiko).
- Erfragen Sie auch, ob die Therapie anhand mehrerer Untergruppen geprüft wurde und welche auf Sie zutrifft.
- Geht es bei schweren Erkrankungen vor allem um eine Lebensverlängerung, fragen Sie nach konkreten Zeitangaben, die man von hochwertigen Placebostudien ableiten kann.

Wenn Ihr Arzt mit absoluten Zahlen arbeitet, weiß er, wovon er spricht. Antwortet er auf Ihre Frage mit »relativ«, bitten Sie ihn, sich nach den absoluten Zahlen zu erkundigen. Häufig wird ein zunächst groß erscheinender Vorteil plötzlich so klein, dass Sie sich die Therapie gut überlegen sollten. Kennt er die Antwort nicht, weiß Ihr Arzt leider selbst nicht, ob er in diese Falle getappt ist und Sie irreführend berät. Das ist nicht optimal, für Sie aber dennoch eine wichtige Information: Vielleicht wäre es hier sinnvoll, sich eine zweite Meinung einzuholen.

FRAGEN NACH THERAPEUTISCHER ERFAHRUNG

Auch bezüglich der wirklichen Bedeutung einer Therapie kann die persönliche Erfahrung des Arztes sehr wichtig sein.

- Fragen Sie Ihren Arzt, wie viele vergleichbare Patienten er schon behandelt hat und was Ihnen seiner Einschätzung nach diese Therapie wirklich bringt.

PUNKT 4: NACHTEILE UND NEBENWIRKUNGEN

Die Frage nach den Nebenwirkungen einer Therapie sollte grundsätzlich gestellt werden. Auch einfache Schmerz- oder Schnupfenmittel können ein hohes Nebenwirkungspotenzial besitzen. Es gehört zu den selbstverständlichen Pflichten einer ärztlichen Beratung, diese Fragen umfassend und verständlich zu beantworten.

Allerdings neigt die Medizin dazu, das Ausmaß dieser Nebenwirkungen zu unterschätzen. Die Zahlen, die ich Ihnen in der Einleitung zu diesem Buch genannt habe, zeigen eindrucksvoll, dass Nebenwirkungen ein massives Problem der modernen Medizin sind. Und damit meine ich nicht die Risiken, die man in einer verantwortlichen Medizin immer eingehen muss, wenn man beispielsweise eine wichtige Operation durchführt oder mit Blutverdünnern, gesichert durch eine gute NNT, Schlaganfälle verhindern möchte. Nein, mir geht es um die Nebenwirkungen einer unnötig verordneten und damit unverantwortlichen Medizin.

Deshalb ist es so wichtig, dass Arzt und Patient die tatsächlichen Dimensionen von Nutzen *und* Nebenwirkungen verstehen, bevor eine Therapieentscheidung fällt. Erst dann kann gemeinsam eine informierte Entscheidung getroffen werden.

Klären Sie als Nächstes mit Ihrem Arzt, mit welchen Nachteilen und Nebenwirkungen Sie rechnen müssen und ob es Ihnen durch die Therapie tatsächlich insgesamt besser gehen wird.

DIE GESAMTBILANZ IST WICHTIG

Ein wichtiges Maß, um das Verhältnis von Nutzen und Nebenwirkungen in Studien einzuschätzen, ist die Messung der Gesamtsterblichkeit. Denn es kommt durchaus vor, dass ein Medikament beispielsweise zu weniger Herzinfarkten führt, aber die behandelten Patienten dennoch früher sterben als in der unbehandelten Kontrollgruppe. In einem solchen Fall müssen sich Nebenwirkungen der Behandlung negativer ausgewirkt haben als der gewünschte positive Effekt. Deswegen ist die Bewertung einer Therapie ohne

Erfassung ihres Einflusses auf die Lebenserwartung immer unvollständig. Erst wenn auch die Lebensdauer statistisch verlängert wird, kann von einem Gesamtnutzen gesprochen werden.

Es gibt Ausnahmen von dieser Regel: Situationen, in denen der Patient beispielsweise von Dauerschmerzen oder von chronischer Luftnot befreit werden möchte. Wenn in solchen Fällen Leid gelindert wird, kann eine Therapie als erfolgreich bewertet werden, auch wenn die Lebensdauer nicht positiv beeinflusst wird. Ganz anders ist die Situation, wenn Therapien bei Patienten verordnet werden, denen es an sich nicht schlecht geht, bei denen man jedoch das zukünftige Eintreten ernster Spätfolgen – etwa einen Herzinfarkt, eine Krebserkrankung oder Nierenschäden – verhindern möchte. Um eine solche Therapie gutzuheißen, sollte die Risikominderung auch mit einem positiven Effekt auf die Lebenserwartung verbunden sein. Wenn nicht, muss man von noch unbekannten Nebenwirkungen ausgehen, die den Vorteil dieser Therapie in einen Nachteil verwandeln.

DIE DIMENSION EINES EINZIGEN MEDIKAMENTS

Sehen wir uns dazu ein Medikament genauer an: den Wirkstoff Statin, der zur Cholesterinsenkung verschrieben wird. Übrigens weiß man heute, dass Statine ihren Herzschutz gar nicht über die Senkung des Cholesterinspiegels erzielen, sondern über eine Entzündungshemmung in den Arterien. Das bedeutet auch, dass die Höhe des Cholesterinspiegels bei der Einschätzung eines Herzrisikos kaum eine Rolle spielt.

Bekannte Produktnamen für den Wirkstoff Statin sind Simvastatin, Sortis oder Zocor. Ein grundsätzlich gutes Medikament, das vor Herzinfarkt und Schlaganfall schützen kann, aber auch sehr viele Nebenwirkungen hat. Etwa 3,7 Millionen Menschen nehmen dieses Medikament in Deutschland täglich ein, und das sind eindeutig zu viele. Die harmloseste Nebenwirkung sind noch Muskelschmerzen; sehr viele Patienten haben unter Statinen damit zu kämpfen.

Absolute Zahlen zu Statin-Nebenwirkungen habe ich in einer Studie aus Großbritannien gefunden – eine diesbezügliche Studie gibt es für Deutschland leider nicht. Ich habe deshalb die britischen Daten auf Deutschland übertragen. Das ist statistisch zwar problematisch – die Zahlen sind keine gute Grundlage, um die Situation in Deutschland wirklich zuverlässig einzuschätzen –, aber ich möchte Ihnen das Ergebnis dennoch nicht vorenthalten.

PUNKT 4: NACHTEILE UND NEBENWIRKUNGEN

Folgende Nebenwirkungen treten nach meiner Schätzung bei Statin-Patienten jedes Jahr in Deutschland auf:
- 279 Fälle von Speiseröhrenkrebs
- 1357 Fälle von schwerer Muskelerkrankung
- 1406 Fälle von akutem Nierenversagen
- 2881 Fälle von schwerer Leberfunktionsstörung
- 19401 Fälle von Grauem Star (Katarakt)

Wohlgemerkt: Dies sind nur die Nebenwirkungen eines einzigen Medikaments! Zum Vergleich: Im Jahr 2010 starben auf deutschen Autobahnen 430 Menschen, 4924 Menschen wurden bei Autounfällen schwer verletzt.

GENAUER UNTER DIE LUPE GENOMMEN

Dennoch kann die Verordnung von Statinen sinnvoll sein. Sehen wir uns dazu die entsprechenden NNTs an. Wie viele Menschen müssen ein Statin einnehmen, damit ein Herzinfarkt verhindert wird? Die aktuelle Studienlage (Arznei-Telegramm) sagt Folgendes aus: Bei Menschen ohne Vorerkrankung der (Herz-)Gefäße beträgt die NNT 400 pro Jahr. Das bedeutet, 399 Patienten haben keinen Nutzen. Insgesamt besteht jedoch kein Nutzen für diese Patientengruppe, denn die Lebenserwartung verbessert sich unter Statinen nicht. Allerdings hatten zehn Prozent der erfassten Teilnehmer bei genauer Betrachtung doch Gefäßerkrankungen in ihrer Vorgeschichte. Das verwässert die Aussage leider stark, sodass wir annehmen müssen, dass die NNT bei Nicht-Vorerkrankten deutlich höher ist und damit vielleicht sogar insgesamt das Leben durch Statine verkürzt wird.

Ganz anders bei Menschen, die bereits eine Gefäßerkrankung vorweisen. Hier beträgt die NNT bezüglich Herzinfarktvermeidung je nach Studie 60 bis 170 pro Jahr. Auch die Gesamtsterblichkeit ist leicht verbessert. Durch Statine wird ein Todesfall pro 160 bis 280 Patienten verhindert. Diese Zahl liegt allerdings auch nicht in einem Bereich, der die Verordnung von Statinen in jedem Fall zwingend macht. Deshalb empfehle ich meinen Patienten nur bei sehr deutlich erkennbarem Gefäßrisiko, Statine einzunehmen.

BEIPACKZETTEL – EMPFEHLENSWERTE LEKTÜRE

Sie kennen die Zettel, die in jeder Medikamentenpackung zu finden und die immer im Weg sind, wenn man die Flasche oder die Blister wieder zurück in die Packung stecken möchte? Auf diesem sogenannten Beipackzettel müssen

WÄHREND DES ARZTBESUCHS

alle bekannten Nebenwirkungen aufgelistet werden. Lesen Sie diesen Zettel? Wahrscheinlich nicht. Wie fast jeder Patient. Ärzte lesen ihn übrigens auch meistens nicht, und zwar aus demselben Grund wie Patienten: Er ist derart unübersichtlich, dass schon der Anblick abschreckt. Dennoch lohnt sich ein Blick darauf, denn alle bekannten Nebenwirkungen werden dort in Form einer NNT aufgeführt. Die entsprechende Formulierung dort lautet: Erkrankungsfall pro 10 oder pro 1000 Patienten.

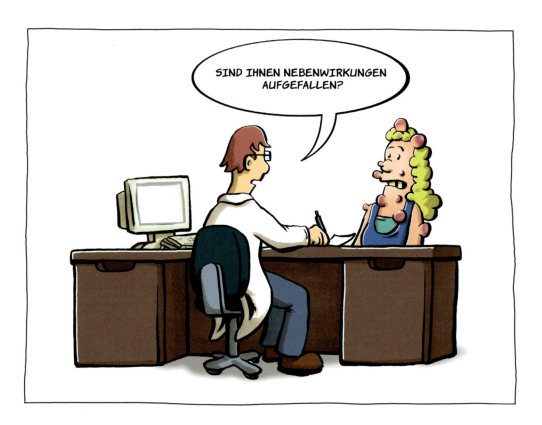

WECHSELWIRKUNGEN – EIN ZUSÄTZLICHES PROBLEM

Besonders ältere Patienten haben oft mehr als zehn Medikamente, die sie täglich gegen alles Mögliche einnehmen sollen. Dies ist grundsätzlich problematisch, da Wechselwirkungen zwischen den Medikamenten ein Problem für sich sind. Man schätzt, dass zehn Prozent der Krankenhauseinweisungen

bei älteren Patienten auf dieses Konto gehen. Vielen Patienten geht es mit so vielen Medikamenten auch nicht gut, sie spüren das ganz genau.
Besprechen Sie deshalb Ihren Medikamentenplan anhand der Beipackzettel mit Ihrem Arzt. Gehen Sie zusammen die dort gelisteten Nebenwirkungen und Wechselwirkungen sowie deren Häufigkeit durch. Dies allein sensibilisiert. Wenn nach der Einnahme dann entsprechende Symptome auffallen, besprechen Sie diese mit Ihrem Arzt. Auf diese Weise werden Nebenwirkungen einer Therapie schneller als solche erkannt. Zusammen mit Ihrem Arzt sollten Sie dann überdenken, wie gefährlich diese Nebenwirkung für Sie werden kann und ob Sie das Medikament nicht besser absetzen.
Wenn man sich auf diese Weise auf das Wesentliche konzentriert, kann man zusammen mit seinem Arzt nach sorgfältiger Abwägung sehr häufig einiges absetzen, ohne sich einem unverantwortlichen Risiko auszusetzen. Das Befinden jedoch bessert sich danach meist erheblich.

PRIMÄRPRÄVENTION ODER SEKUNDÄRPRÄVENTION?

Im Falle der Statine oder auch der Blutverdünnung lässt sich eines sehr gut erkennen: An sich gesunde Menschen, bei denen vielleicht ein Wert erhöht ist, denen es aber ansonsten gut geht, profitieren kaum oder gar nicht von schützenden Therapien. Dies gilt auch für Diabetes oder Bluthochdruck. Gesunde Menschen ohne besondere Risiken zu behandeln nennt man Primärprävention. Die Gefahr, dabei viel zu vielen Menschen Therapien zu verordnen, die sie gar nicht benötigen, und sie dabei unnötigen Nebenwirkungen auszusetzen, ist hoch.
Anders bei bereits erkrankten Patienten oder Patienten mit starken Risikofaktoren wie einer erblichen Krankheitsveranlagung. Solche Patienten profitieren deutlich besser von Medikamenten, die vor Spätfolgen schützen wollen. Dies nennt man Sekundärprävention, und hier gelingt es deutlich besser, den Gesamtnutzen von Therapien in Studien zu belegen.
Patienten in der Primärprävention sind jedoch die zahlenmäßig größere Gruppe. Sie sind deshalb eine lukrative Zielgruppe für medizinische Behandlungen. Ein Weg, um an sich gesunde Menschen dennoch als therapiebedürftig einzustufen, ist die Absenkung von Normwerten. In der folgenden Tabelle (siehe S. 70) finden Sie Beispiele für die Entwicklung der Normwerte für Cholesterin, Blutdruck und Blutzucker. Es fehlten zu jeder Zeit hochwertige Studien, die das ständige Absenken rechtfertigen konnten. Auf diesem Wege werden heute viel mehr Menschen

WÄHREND DES ARZTBESUCHS

als zuckerkrank oder bluthochdruckkrank diagnostiziert als noch vor Jahren. Dadurch werden auch viel mehr Menschen unnötig therapiert als früher. Diese Entwicklung geht weiter. Der Druck, Normwerte weiter abzusenken, ist hoch. Da mit höherem Alter Blutdruck, Gewicht und Cholesterin natürlicherweise ansteigen, wird somit eine breite Bevölkerungsschicht ab einem bestimmten Alter automatisch zu Patienten – die dann sehr häufig unnötigerweise mit teuren und nebenwirkungsreichen Therapien behandelt werden.

	NORMWERT FRÜHER	**NORMWERT HEUTE**
Blutzucker	140 mg/dl	125 mg/dl, Vorrisikobereich ab 100 mg/dl
Blutdruck	160/100 mmHg	135/85 mmHg
Cholesterin	240 mg/dl	200 mg/dl

DIE NORM IST INTERPRETIERBAR

Sollten bei Ihnen leicht erhöhte Werte festgestellt werden, liegen aber keine weiteren Vorerkrankungen oder hohe familiäre Risiken vor, können Sie deutlich entspannter damit umgehen. Das ist auch die Meinung vieler alter Hasen unter den praktischen Ärzten. Wenn Ihnen dennoch übermotivierte Mediziner Medikamente verordnen, fragen Sie diese nach 1er-Studien und der dortigen NNT bezüglich der Lebenserwartung in der Primärprävention. Solche Ärzte werden konkrete Zahlen nicht nennen können, sonst wäre Ihnen Ihre Verordnung von Übertherapien bewusst. Aber Sie wissen dann als Patient, dass die Einnahme solcher Medikamente für Sie medizinisch fragwürdig oder sogar gefährlich ist.

Aufgrund meiner Bücher kommen viele Patienten mit der Bitte um eine Zweitmeinung hinsichtlich ihrer Medikamente in meine Sprechstunde. Es mehren sich die Fälle, in denen beispielsweise Über-70-Jährige auf einen oberen Blutdruckwert unter 130 mmHg eingestellt werden, auch dann, wenn gar keine Herzkrankheit vorliegt. Infolgedessen fühlen sich viele ältere Patienten schwach, antriebsarm und sogar depressiv. Nicht wenige bauen Unfälle aufgrund von Schwindel. Ähnliches gilt für blutzuckersenkende Medikamente oder Cholesterinsenker. Meiner Erfahrung nach bessert sich die Situation umgehend, wenn solche Patienten durch Absetzen der Medikamente wieder Werte entwickeln, die ihrem Alter natürlicherweise entsprechen.

FRAGEN NACH STUDIENWISSEN

Eine Therapie ist erst dann wirklich erfolgreich, wenn sie nicht nur eine Sache verbessert – beispielsweise weniger Herzinfarkte zur Folge hat –, sondern wenn sie insgesamt einen Vorteil hat. Erst dann überwiegt der Nutzen die möglichen Nebenwirkungen. Folgende Fragen können dies klären.

- **Fragen Sie Ihren Arzt, ob die vorgeschlagene Behandlung (Medikamente, Untersuchungen oder Operation) die Wahrscheinlichkeit erhöht, länger zu leben als ohne Therapie.**

Wenn die Lebenszeit nicht verlängert wird, scheinen sich die Nebenwirkungen mit den Vorteilen die Waage zu halten. In diesem Fall muss man ganz besonders abwägen, ob die Therapie tatsächlich sinnvoll ist, ob sie dann beispielsweise wenigstens Schmerzreduzierung oder eine bessere Beweglichkeit ermöglicht.

Aber auch wenn die Therapie statistisch zu einer eindeutigen Lebensverlängerung führt, können für Sie ganz persönlich die Nachteile überwiegen. Sie sollten deshalb unbedingt wissen, welche Nebenwirkungen auftreten können, um dann rechtzeitig mit Ihrem Arzt gegebenenfalls eine Änderung der Therapie zu besprechen.

- **Bitten Sie deshalb Ihren Arzt, gemeinsam mit Ihnen die Nebenwirkungen auf dem Beipackzettel nacheinander durchzugehen, inklusive der dort angegebenen Häufigkeit, mit der diese Nebenwirkungen auftreten können.**
- **Nehmen Sie mehrere Medikamente ein, bitten Sie Ihren Arzt, das Gleiche für die angegebenen Wechselwirkungen im Beipackzettel zu tun.**

In der Primärprävention ist der Nutzen einer Therapie oft kaum nachweisbar. Deshalb ist es hier besonders wichtig, bei auffallenden Nebenwirkungen die Therapie infrage zu stellen. Ansonsten besteht besonders die Gefahr, unnötig therapiert und dadurch erst krank zu werden.

- **Fragen Sie Ihren Arzt danach, ob Sie in die Gruppe der Primärprävention (leicht erhöhte Werte ohne große Beschwerden) oder Sekundärprävention (stark erhöhte Werte, klare Beschwerden und familiäre Risiken) gehören.**

WÄHREND DES ARZTBESUCHS

FRAGEN NACH THERAPEUTISCHER ERFAHRUNG

Nebenwirkungen gehören zur Medizin und sollten jedem Arzt öfters aufgefallen sein. Besonders Ärzte, die schon jahrzehntelang praktizieren, sollten eine entsprechende Erfahrung hinsichtlich Dauertherapien aufgebaut haben.

- Fragen Sie Ihren Arzt, wie er seiner Erfahrung nach die Gefahr von Nebenwirkungen einschätzt.
- Fragen Sie ihn anschließend danach, ob er schon öfter Patienten behandelt hat, bei denen diese Therapie wegen Nebenwirkungen abgesetzt werden musste (siehe »Bereit sein, aus Fehlern zu lernen«, S. 29f.).

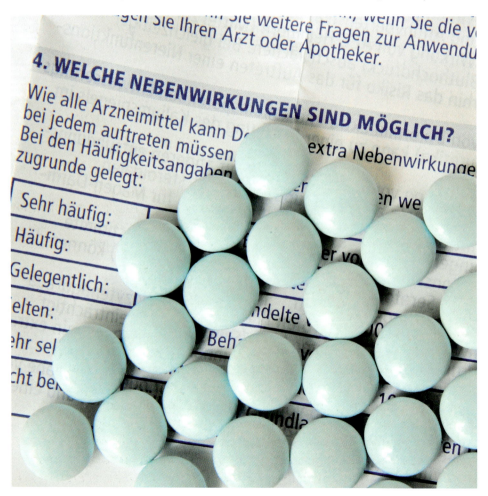

PUNKT 5: BEHANDLUNGSALTERNATIVEN

Die Nennung möglicher Alternativen sollte ebenfalls Bestandteil einer ärztlichen Aufklärung sein. Der Arzt ist dazu verpflichtet, sogenannte echte Alternativen aufzuführen, also Behandlungen, die üblich und anerkannt sind. Falls Ihr Arzt keine Alternativen nennt, fragen Sie ihn gezielt danach. Gerade bei neuen Verfahren sollten ältere, bewährte Methoden ebenfalls erwogen werden. Sie wirken oft genauso gut und haben den Vorteil, dass man mögliche Nebenwirkungen aus Erfahrung besser einschätzen kann. Oft bevorzugen Ärzte die Verfahren, die sie selbst anbieten. Das ist verständlich, gibt Ihnen als Patient aber keinen Überblick, ob nicht doch eine andere Alternative für Sie besser wäre.

 Klären Sie als Nächstes mit Ihrem Arzt, ob es echte Alternativen zu seinem Therapievorschlag gibt und wie diese im Vergleich einzuschätzen sind.

Wenn Sie möchten, können Sie sich durchaus vorher kundig machen, welche Therapiemöglichkeiten es grundsätzlich gibt. Scheinen die Informationen seriös, können Sie Ihren Arzt ruhig darauf ansprechen. Wenn der Arzt nur eine Behandlungsart anbietet und es ablehnt, sich sachlich über Alternativen zu unterhalten, holen Sie sich unbedingt die Zweitmeinung eines anderen Arztes ein.

GRAFIKEN – WICHTIGE HILFSMITTEL FÜR EINE INFORMIERTE ENTSCHEIDUNG

Im Prinzip müssten nun die vorherigen vier Punkte für jede dieser Alternativen durchgearbeitet werden, aber das würde den Zeitrahmen einer ärztlichen Beratung sprengen. Deswegen benötigt eine sinnvolle Beratung besonders beim Thema Therapiealternativen Hilfsmittel, die eine übersichtliche Darstellung des aktuellen Wissens schnell ermöglichen.
Im englischsprachigen Raum gibt es schon lange eine Bewegung, die für solche Hilfsmittel als Grundlage eines guten Beratungsgesprächs eintritt: Sie nennt sich »Shared Decision Making«, partizipative Entscheidungsfindung. Sagen wir partnerschaftliche Entscheidung dazu. Sie empfiehlt, verschiedene Therapiemöglichkeiten anhand von Grafiken leicht verständlich darzustellen.

WÄHREND DES ARZTBESUCHS

Hier ein amerikanisches Beispiel für die Frage, welche Therapien für die Behandlung von Brustkrebs zusätzlich zu einer Operation infrage kommen, und zwar für eine bestimmte Art von Brustkrebs, die man östrogenempfindlich nennt. Das Beispiel stammt von der Homepage www.adjunvantonline.com. Ärzte können dort Patientendaten eingeben und erhalten eine solche Grafik. Die Darstellung zeigt die Anzahl der Überlebenden von jeweils 100 Frauen in zehn Jahren. Laut dieser Grafik überleben ohne weitere Therapie 70 Frauen, mit zusätzlicher Hormontherapie zusätzlich sieben, mit Chemotherapie zusätzlich drei und mit einer kombinierten Hormon-Chemotherapie zusätzlich neun Frauen. Der gelbe Teil des Balkens symbolisiert dabei den Anteil der Frauen, die mit einer zusätzlichen Therapie überleben. Mit einer solchen Grafik bekommen Arzt und Patientin eine gute Vorstellung vom Nutzen der verschiedenen Therapieoptionen. Allerdings konnte ich nicht erkennen, wem diese Homepage eigentlich gehört. Sie wird von einer Pharmafirma gesponsert, die Hormonmedikamente herstellt.

SHARED DECISION MAKING

Name: .... *(Breast Cancer)*
Age: 59   *General Health:* Good   *Estrogen Receptor Status:* Positive
Histologic Grade: 3   *Tumor Size:* 2,1 – 3,0 cm   *Nodes Involved:* 0
Chemotherapy Regimen: CMF-Like (Overview 2000)

Decision: No Additional Therapy

☐ *70 out of 100 women are alive in 10 years.*
☐ *23 out of 100 women die because of cancer.*
☐ *7 out of 100 women die of other causes.*

Decision: Hormonal Therapy

☐ *7 out of 100 women are alive because of therapy.*

Decision: Chemotherapy

☐ *3 out of 100 women are alive because of therapy.*

Decision: Combined Therapy

☐ *9 out of 100 women are alive because of therapy.*

PUNKT 5: BEHANDLUNGSALTERNATIVEN

DIE FAKTENBOX ZU ZIEL, NUTZEN UND NEBENWIRKUNGEN

Eine weitere gut funktionierende Methode nennt sich Faktenbox. Mit ihrer Hilfe können Ziel, Nutzen und Nebenwirkungen einer Therapie in absoluten Zahlen auf einer Seite gut verständlich dargestellt werden. Da eine solche Faktenbox auf der aktuellen Studienlage fußen sollte, sollte zumindest der Arzt wissen, auf welche Studien sich die Faktenbox bezieht und ob sie 1er-Qualität besitzen. Wichtig ist, dass eine solche Faktenbox ausschließlich mit absoluten Zahlen arbeitet. Sie wissen es schon, aber weil es so wichtig ist, hier noch einmal: Die Angabe von relativen Risiken ist irreführend, und eine seriöse Beratung benutzt sie deshalb nicht.

Ich zeige Ihnen als Beispiel die Behandlungsmöglichkeiten eines Kreuzbandrisses. Hier steht man häufig vor der Frage: operieren oder nicht. Es gibt eine sehr gut gemachte schwedische Studie dazu; hier die entsprechende Faktenbox:

121 PATIENTEN MIT FRISCHEM KREUZBANDRISS
WURDEN IN ZWEI GRUPPEN EINGETEILT.

GRUPPE 1
62 Personen wurden sofort operiert.

GRUPPE 2
59 Personen wurden zunächst nur mit Physiotherapie behandelt.

UNTERGRUPPE 2A
36 Personen waren ohne Operation zufrieden.

UNTERGRUPPE 2B
23 Personen waren ohne Operation nicht zufrieden. Sie wurden deshalb nachträglich operiert.

Behandlungsergebnis nach 2 Jahren (Kriterien: Kniestabilität und Schmerzen):
Keine Unterschiede zwischen Gruppe 1, Gruppe 2a und Gruppe 2b.

Quelle: Frobell, R.B., Roos, E.M. et al. (2010): »A randomized trail of treatment for acute anterior cruciate ligament tears«. New England Journal of Medicine, 363: 331–342.

WÄHREND DES ARZTBESUCHS

Sie sehen auf einen Blick: 121 Personen mit frisch gerissenem Kreuzband wurden zwei Gruppen zugelost. Gruppe 1 wurde gleich operiert. Gruppe 2 wurde nur mit Physiotherapie behandelt. Nur dann, wenn die nicht operierten Teilnehmer nach einer gewissen Zeit mit der Stabilität des Kniegelenks nicht zufrieden waren, kamen sie ebenfalls unters Messer. Von 59 Patienten der Gruppe 2 beließen es 36 bei der Physiotherapie, 23 wollten später doch eine Operation. Nach zwei Jahren wurden alle Teilnehmer der Studie nochmals untersucht. Die Stabilität des Knies, etwaige Schmerzen und die Selbsteinschätzung interessierten die Forscher. Das Ergebnis: Es gab keine Unterschiede zwischen operierten und nicht operierten Patienten. Das bedeutet, dass fast 60 Prozent der Patienten (36 von 59) prima ganz ohne Operation zurechtkamen. Und diejenigen, die erst später operiert worden waren, hatten auch keine Nachteile gegenüber den Sofortoperierten.

Anhand einer solchen Faktenbox können Sie mit Ihrem Arzt eine vernünftige Entscheidung treffen, die vielleicht am besten Ihrem Naturell entspricht. Es gibt Argumente für die sofortige Operation, aber auch mindestens genauso gute, es zunächst nur mit Physiotherapie zu versuchen. Wichtig: Unten steht die Quelle dieser Faktenbox, die dadurch nachprüfbar ist.

FAKTENBOX – BEISPIEL ZWEI

Nun eine Faktenbox, die ich zum Thema FSME-Impfung selbst erstellt habe. Diese sogenannte Zeckenimpfung schützt vor einer durch Zecken übertragenen Hirnhautentzündung, die in den meisten Fällen wie eine Grippe verläuft. Sie kennen die entsprechenden Beiträge, die in Zeitungen und Fernsehen zur Zeckenimpfung aufrufen. Dort werden Sie leider meist nur hinsichtlich relativer Risiken informiert, etwa so: »Letztes Jahr Zunahme der FSME-Fälle um 50 Prozent«. Wichtig sind die NNTs in den unteren Zeilen. Sie müssen 130 000 bis 700 000 Menschen impfen, um einen meist – für Kinder immer – harmlos verlaufenden Krankheitsfall zu verhindern. Andererseits erleidet einer von 26 000 bis 100 000 Geimpften eine gemeldete Impfnebenwirkung, z. B. Rheumabeschwerden, bei anzunehmender hoher Dunkelziffer. Ich empfehle meinen Patienten vorbehaltlos, sich gegen Tetanus, Diphtherie und Kinderlähmung impfen zu lassen; den Jüngeren, unbedingt auch gegen Hepatitis B. Wenn ich jedoch meinen Patienten diese Faktenbox zeige, entscheiden sich die meisten gegen eine Zeckenimpfung – und hinter dieser Entscheidung kann ich auch als Arzt gut stehen.

PUNKT 5: BEHANDLUNGSALTERNATIVEN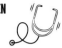

IMPFUNG GEGEN DIE FRÜHSOMMER-MENINGOENZEPHALITIS (FSME)
Welche Zahlen sind für Deutschland bekannt (pro Jahr)?

	OHNE IMPFUNG	MIT IMPFUNG
Personen	70 Millionen	10 Millionen
Gemeldete Erkrankungsfälle	100–550	
Gemeldete Impfnebenwirkungen		100–380
FSME-Todesfälle	0–2	
Zahl der Patienten pro Jahr, die die Impfung erhalten müssen, damit bei einem Patienten eines der folgenden Ereignisse eintritt (NNT)		
Schutz vor FSME	130 000 bis 700 000	
Schutz vor Tod durch FSME	35 Millionen bis unendlich viele	
Impfnebenwirkung		26 000 bis 100 000

Quellen: Statistisches Bundesamt, Paul-Ehrlich-Institut, Baxter

FAKTENBOXEN ZU BRUSTKREBS- UND PROSTATAKREBSVORSORGE

Es gibt in Deutschland eine Einrichtung, die Faktenboxen selbst entwickelt und sich für deren Verbreitung einsetzt: das Harding-Zentrum für Risikokompetenz am Max-Planck-Institut für Bildungsforschung. Hier zwei Beispiele für Vorsorgeempfehlungen; als Erstes die Faktenbox zum Thema Mammografie zur Brustkrebs-Früherkennung.

WÄHREND DES ARZTBESUCHS

BRUSTKREBS-FRÜHERKENNUNG
Durch Mammografie-Screening
Zahlen für Frauen ab 50 Jahre, die zehn Jahre lang am Screening teilgenommen haben

	2000 Frauen ohne Screening	2000 Frauen mit Screening
Nutzen		
Wie viele Frauen sind an Brustkrebs gestorben?	8	7*
Wie viele sind insgesamt gestorben?	43	43
Schaden		
Wie häufig waren Fehldiagnosen durch das Screening, oft verbunden mit monatelangem Warten auf Entwarnung?	–	200
Wie viele Frauen sind zusätzlich mit Brustkrebs diagnostiziert und operiert** worden?	–	10

* Das bedeutet: Von 2000 Frauen (Alter: 50+) mit Screening sind innerhalb von zehn Jahren etwa sieben an Brustkrebs gestorben – eine weniger als ohne Screening.
** Vollständige oder teilweise Entfernung der Brust
Wo keine Zahlen für Frauen ab 50 Jahre verfügbar sind, beziehen sich die Zahlen auf Frauen ab 40 Jahre.

Quelle: Gøtzsche, P. C., Nielsen, M. (2001). Cochrane of database systematic reviews (1): CD001877.

Sie erkennen anhand dieser Faktenbox sehr schnell, dass Brustkrebsvorsorge durch eine Mammografie, also eine spezielle Röntgenuntersuchung, für Frauen ab 50 relativ wenig bringt. In der zugrunde liegenden Studie starb zwar eine von 2000 Frauen mit Screening innerhalb von zehn Jahren weniger an Brustkrebs, aber die Zahl der Krebstoten insgesamt bleibt gleich. Die Gründe dafür sind unklar, denn diese kleinen Unterschiede beruhen wahrscheinlich auf Zufall. Dagegen stehen die Ängste von 200 Frauen, die einem falschen Krebsverdacht ausgesetzt wurden, und zehn Frauen, die wahrscheinlich unnötig operiert wurden.

Das nächste Beispiel zeigt die Faktenbox mit den gleichen Inhalten für die Prostatakrebsvorsorge mittels PSA-Bluttest (PSA-Screening) und Tastuntersuchung der Prostata.

PUNKT 5: BEHANDLUNGSALTERNATIVEN

PROSTATAKREBS-FRÜHERKENNUNG
Durch PSA-Screening und digital-rektale Untersuchung
Zahlen für Männer ab 50 Jahre, beobachtet über zehn Jahre ohne und mit Screening

	1000 Männer ohne Screening	1000 Männer mit Screening
Nutzen		
Wie viele Männer sind an Prostatakrebs gestorben?	8	8*
Wie viele sind insgesamt gestorben?	200	200
Schaden		
Wie viele Männer sind unnötig mit Prostatakrebs diagnostiziert und behandelt worden**?	–	20
Wie viele Männer haben nach einer Biopsie erfahren, dass ihr Testergebnis falsch positiv war?	–	180

* Das bedeutet: Von 1000 Männern (Alter: 50+) ohne Screening sind innerhalb von zehn Jahren etwa acht an Prostatakrebs gestorben.
** Z.B. operative Entfernung der Prostata oder Strahlentherapie, was zu Inkontinenz oder Impotenz führen kann.

Quelle: Djulbegovic, M., Beyth, R.J., Neuberger, M.M., et al. (2010): British Medical Journal, 341: c4543.

Auch hier erkennt man schnell, dass die regelmäßige Bestimmung des PSA-Wertes im Blut insgesamt wenig bringt. Es gibt keine Vorteile. Selbst ein dadurch frühzeitig entdeckter Prostatakrebs führt meist zu unnötigen Therapien, weil Prostatakrebs oft relativ harmlos verläuft und für die gefährlichen Prostatakrebsarten offenbar die Entdeckung durch den PSA-Test auch zu spät kommt. Da jedoch auch hier offenkundig viele Männer unnötig operiert werden, entsteht sogar ein Gesamtschaden.

Ich führe selbst Vorsorgeuntersuchungen durch und habe als Arzt in einer urologischen Abteilung gearbeitet. Dort habe ich Männer an Prostatakrebs sterben sehen. Deshalb war für mich die Bestimmung des PSA-Wertes immer eine Selbstverständlichkeit. Seitdem ich jedoch die objektiven Daten kenne, muss ich einsehen, dass der PSA-Wert eine trügerische Sicherheit vortäuscht und ich

WÄHREND DES ARZTBESUCHS

damit sogar unnötige Operationen veranlassen kann. Die meisten Männer, die zu einer Vorsorgeuntersuchung kommen, haben in den Medien erfahren, dass dazu auch die PSA-Bestimmung gehört. Deshalb kläre ich meine Patienten zunächst über die vorhandenen Erkenntnisse auf und lasse sie dann entscheiden. Seitdem ich die Faktenbox zur Veranschaulichung benutze, lehnen die meisten Männer die Bestimmung des PSA-Wertes spontan und eindeutig ab.

- Fragen Sie Ihren Arzt, ob er Tabellen oder Grafiken kennt, in denen die verschiedenen Behandlungsmöglichkeiten anschaulich miteinander verglichen werden. Am besten in Form einer Faktenbox, die die absoluten Zahlen von Nutzen und Nebenwirkungen anschaulich darstellt.

FAKTENBOXEN SOLLTEN STANDARD WERDEN

Alle ärztlichen Aufklärungsgespräche und Medikamenten-Beipackzettel sollten anhand solcher Faktenboxen erfolgen. Dann wäre der 5-Punkte-Plan im Rahmen eines Arzt-Patienten-Gesprächs einfach durchzuführen. Doch das ist in Deutschland leider noch Zukunftsmusik. 2010 wollte die EU-Kommission die Einführung von Faktenboxen gesetzlich umsetzen – seitdem liegt das Thema auf Eis. Falls Ihnen einmal ein Europaabgeordneter über den Weg läuft,

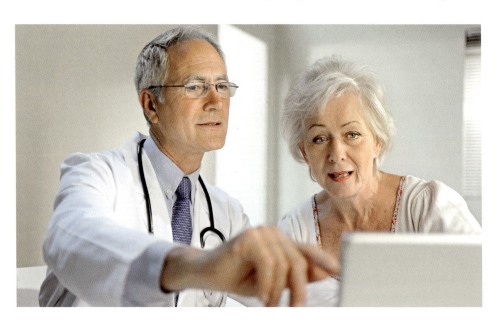

können Sie ihn ja diesbezüglich ansprechen. Leider wird das vermutlich nicht viel ändern. Denn eine gute und effiziente Patienteninformation führt mit Sicherheit zu gezielteren und damit weniger Therapien, und das bedeutet auch Umsatzverluste entsprechender Anbieter. Die finanziellen Interessen in der Medizin sind vielfältig und ausgeprägt und beeinflussen viele Entscheidungen in den Parlamenten. Das führt nun zu der letzten Frage, die im Rahmen des 5-Punkte-Plans geklärt werden sollte: die Frage nach den finanziellen Hintergründen eines Behandlungsvorschlags.

WES BROT ICH ESS ...

Es gibt viele Untersuchungen, die belegen, wie stark der finanzielle Einfluss Behandlungsempfehlungen in der Medizin prägt – meist im Sinne der Pharmaindustrie und anderer Medizinunternehmen und weniger im Sinne der Patienten. Deshalb ist es sehr bedenklich, wenn heute ein Großteil der medizinischen Forschung an den Universitäten nur noch durch Industrieunterstützung möglich ist. Es genügt an sich der gesunde Menschenverstand, um zu verstehen, was das bedeutet: Entscheidungen, hinter denen starke finanzielle Interessen stehen, werden nun mal nicht frei und objektiv getroffen. Der uralte Spruch: »Wes Brot ich ess, des Lied ich sing« zeigt, dass es immer schon so war.

Auch die finanziellen Interessenskonflikte der Hochschulmediziner sind ein wachsendes Problem. Eigentlich sollten wir auf die Unabhängigkeit und Objektivität der Universitätsprofessoren vertrauen können. Schließlich bekommen sie für ihre wichtige Arbeit auch ein Gehalt aus Steuergeldern, also von uns. Sie leiten die höchsten wissenschaftlichen Gremien und sind verantwortlich für die offiziellen Behandlungsleitlinien, die wichtigste Orientierung für die tägliche Behandlung von Patienten. Doch leider ist dieses Vertrauen in vielen Fällen nicht gerechtfertigt. Sehr viele dieser Professoren gehen lukrativen Nebenbeschäftigungen nach, und das beeinflusst ihre Arbeit zum Schaden der Patienten.

Es gibt Anstrengungen, etwas gegen diese Auswüchse zu unternehmen; so muss beispielsweise bei Studien angegeben werden, wer diese finanziert hat. Studienautoren und die Autoren von Behandlungsleitlinien müssen ihre finanziellen Beziehungen etwa zu Pharmafirmen offenlegen. Man kann also durchaus sehen, ob Interessenskonflikte bestehen. Was dabei herauskommt, möchte ich Ihnen am Beispiel der Behandlungsleitlinien für

WÄHREND DES ARZTBESUCHS

Diabetes Typ 2 demonstrieren. Sie finden im Anhang (siehe S. 153) eine Liste von Interessenskonflikten der Autoren, die die aktuellen Diabetes-Typ-2-Behandlungsleitlinien erstellt haben. Machen Sie sich selbst ein Bild davon, ob diese Leitlinien objektiv und unabhängig sein können. So gut wie alle haben zusätzlich Geld von denjenigen Pharmafirmen erhalten, deren Medikamente sie später prüften. Wie gesagt, es handelt sich dabei meist um Universitätsprofessoren, die alle ein Grundeinkommen beziehen und die deshalb nicht am Hungertuch nagen.

Derart umfassende Interessenskonflikte bestehen bei vielen Leitlinien.

Ein besonders hübsches Beispiel sind die neuen Behandlungsleitlinien für Übergewicht. Darin werden tatsächlich kommerzielle Abnehmprogramme empfohlen, und das auf der Grundlage völlig unzureichender Studien. Eine dieser offiziellen Leitlinienempfehlungen ist die Teilnahme an Abnehmprogrammen der Firma Weight Watchers. Der maßgebliche Leitlinienautor, Professor Dr. med. Hans Hauner, steht seit Jahren in vielfältiger finanzieller Beziehung zu Weight Watchers.

Dies alles ist erstaunlich, denn in der öffentlichen Verwaltung oder auch der Wirtschaft würde man so etwas Korruption nennen und gerichtlich verfolgen. In der Medizin sind solche finanziellen Verstrickungen zwar offen einsehbar, aber niemand schreitet dagegen ein. Bis es endlich zu Regelungen kommt, die diesen Missstand abstellen, ist es deshalb für eine gute ärztliche Beratung wichtig, die finanziellen Interessenskonflikte von Studien- und Leitlinienautoren so gut es geht zu kennen. Meine Lebenserfahrung sagt mir, dass ich deren Empfehlungen nur unter Vorbehalt als Maßstab für meine Patienten akzeptieren kann. Insbesondere dann, wenn eine Therapie zwar offiziell empfohlen wird, bei genauerem Hinsehen aber die entsprechende Studienlage fragwürdig ist, sind solche Interessenskonflikte für mich ein Grund, diese Therapie meinen Patienten nicht zu empfehlen.

- **Fragen Sie deshalb Ihren Arzt, ob er weiß, wer die zugrunde liegenden Studien seines Behandlungsvorschlags finanziert hat, und ob er die Interessenskonflikte innerhalb der Behandlungsleitlinie kennt, auf die er sich bezieht.**

Ich finde diese Frage legitim. Besonders in unklaren Entscheidungssituationen kann das Wissen um die Finanzierung ein wichtiges Kriterium sein, um den Ausschlag für eine Entscheidung zu geben.

DIE WICHTIGSTE FRAGE ZUM SCHLUSS

Nachdem Sie die fünf Punkte bei Ihrem Arzt angesprochen haben und die Klärung keine eindeutige Entscheidungsgrundlage ergeben hat, sollten Sie die vielleicht wichtigste Frage stellen. Eine Frage, die auf die intuitive Einschätzung Ihres Arztes zielt. Eine Einschätzung, bei der finanzielle Erwägungen oder auch Ängste, sich absichern zu müssen, keine Rolle spielen. Eine Einschätzung, bei der es ausschließlich um das bestmögliche Ergebnis für den Patienten geht. Stellen Sie die Frage nicht am Anfang, sondern erst dann, wenn Sie die fünf Punkte angesprochen haben. Im Laufe eines solchen Gesprächs wird jedem Arzt bewusst, dass für viele Entscheidungssituationen wichtige Wissenslücken bestehen.

- **Fragen Sie Ihren Arzt zum Schluss: Was würden Sie einem Mitglied Ihrer Familie empfehlen, wenn Sie in der gleichen Situation wären, wie ich es bin?**

Die Wahrscheinlichkeit ist hoch, dass Sie eine Antwort erhalten, die Ihr Arzt nach bestem Wissen und Gewissen als Gesamtbilanz Ihrer persönlichen Patientensituation ansieht – und genau das möchten Sie von Ihrem Arzt wissen.

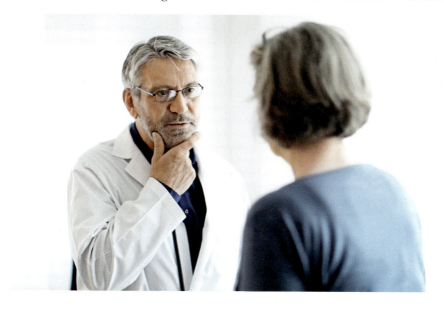

DER 5-PUNKTE-PLAN AUF EINEN BLICK

WICHTIGE FRAGEN AN DEN ARZT	EMPFEHLUNGEN
1. Erkrankung und Ziel der vorgeschlagenen Behandlung	
• Wie lautet meine Diagnose – sowohl in der fachlichen Bezeichnung als auch in der deutschen Beschreibung? • Welche Behandlung empfehlen Sie und wie lautet das Ziel dieser Behandlung? • Wie viele Fälle mit dieser Diagnose haben Sie schon behandelt?	Überlegen Sie sich im Vorfeld, was Sie durch die Therapie erreichen möchten und welche spürbaren Vorteile Ihnen wichtig sind. Bringen Sie diesen Wunsch in das Gespräch mit ein. Akzeptieren Sie keine Zielsetzung, die lediglich auf einer Ersatzwirkung beruht, sondern nur Ziele, die für Sie einen spürbaren Nutzen sofort oder später bedeuten.
2. Therapie im Vergleich zum natürlichen Heilungsverlauf	
• Welche Vorteile bringt mir die vorgeschlagene Behandlung im Vergleich zum natürlichen Verlauf, also ohne Therapie? • Gibt es Studien, in denen die vorgeschlagene Maßnahme (Operation, Medikament oder Untersuchung) besser abschneidet als eine Placebobehandlung? Welche Qualität haben diese Studien? Sind darunter auch Studien mit der höchsten Qualitätsklasse nach der Evidenzbasierten Medizin (1er-Studien)?	Besonders wichtig ist die Abklärung dieses Punktes bei leichten Erkrankungen und Vorsorgeuntersuchungen. Ebenso bei krankhaften Auffälligkeiten, die Sie selbst gar nicht spüren, sondern die sich z.B. nur im Blutbild oder im Ultraschall zeigen und bei denen eine Therapie auf die Verhinderung von Spätfolgen zielt. *(Fortsetzung S. 85)*

- *Haben Sie positive Erfahrungen mit der vorgeschlagenen Therapie gemacht, und wie geht es diesen Patienten heute?*

- *Kennen Sie Patienten, die sich für eine Nichtbehandlung entschieden haben, und wissen Sie, wie es diesen heute im Vergleich zu den behandelten Patienten geht?*

Nicht entscheidend ist Punkt 2 in Notfallsituationen, wenn es Patienten sehr schlecht geht und eine Nichtbehandlung offensichtliche Nachteile bringen wird, etwa bei der Versorgung von Knochenbrüchen oder bei der Behandlung eines Asthmaanfalls.

3. Konkrete Bedeutung für den Patienten

- *Wie stark senkt die Therapie das Risiko für schwere Krankheitsfolgen wie einen Herzinfarkt oder Krebs?*

- *Wie viele Patienten müssen behandelt werden, damit bei einem das gewünschte Therapieziel erreicht wird (wie hoch ist die NNT)?*

- *Ist die Therapie anhand mehrerer Untergruppen geprüft, und welche trifft auf mich zu?*

- *Wie hoch ist bei Therapien, die auf eine Lebensverlängerung zielen, der mittlere Gewinn an Lebenszeit in Tagen bis Jahren, der mit dieser Therapie erzielt wird?*

- *Wie viele vergleichbare Patienten haben Sie schon behandelt, und was bringt mir Ihrer Einschätzung nach diese Therapie wirklich?*

Akzeptieren Sie keine Angaben von Risikominderung ohne weitere Information. Fragen Sie nach, ob es sich dabei um relative oder absolute Risiken handelt. Lautet die Antwort »absolut«, arbeitet Ihr Arzt mit Zahlen, die tatsächlich etwas über den Nutzen der vorgeschlagenen Therapie sagen. Sagt er »relativ«, bitten Sie ihn, sich nach den absoluten Zahlen zu erkundigen. Häufig wird ein zunächst groß erscheinender Vorteil plötzlich so klein, dass Sie sich die Therapie gut überlegen sollten. Kennt er die Antwort nicht, weiß Ihr Arzt leider selbst nicht, ob er Sie irreführend berät. Auch dieses Nichtwissen ist eine wichtige Information für Sie, die beispielsweise dann eine Zweitmeinung umso sinnvoller macht.

WICHTIGE FRAGEN AN DEN ARZT	EMPFEHLUNGEN
4. Nachteile und Nebenwirkungen	
• Erhöhe ich mit dieser Therapie insgesamt die Wahrscheinlichkeit, länger zu leben (Frage nach Gesamtnutzen)? • Mit welchen Nachteilen und Nebenwirkungen muss ich rechnen? Gibt es dazu absolute Risikoangaben? • Könnten Sie mit mir auf dem Beipackzettel die Nebenwirkungen durchgehen inklusive der dort angegebenen Häufigkeiten? • Sind Wechselwirkungen zwischen meinen Medikamenten im Beipackzettel angegeben? • Sind meine Werte im Vergleich zur Norm leicht oder stark erhöht? • Gehöre ich als Patient eher in die Behandlungsgruppe der Primärprävention oder der Sekundärprävention? • Wie schätzen Sie Ihrer Erfahrung nach die Gefahr von Nebenwirkungen ein? • Kennen Sie Patienten, die wegen Nebenwirkungen die Therapie abgebrochen haben?	Die Unterscheidung, ob Sie als Patient eher in die Behandlungsgruppe der Primärprävention oder der Sekundärprävention gehören, ist wichtig. Meist ist die Behandlung innerhalb der Primärprävention deutlich weniger nützlich als in der Sekundärprävention. Ähnliches gilt für Abweichungen von Normwerten. Sind diese nur leicht erhöht, besteht oft nicht wirklich die Notwendigkeit einer Therapie, die dann lediglich das Risioko von Nebenwirkungen bedeutet. Wenn nach Therapiebeginn auffällige Veränderungen eintreten, berichten Sie Ihrem Arzt davon. Besprechen Sie mit ihm, ob dies Nebenwirkungen sind und ob sie gefährlich werden können. Danach sollte nochmals erwogen werden, ob diese Therapie tatsächlich für Sie notwendig ist.

5. Behandlungsalternativen

- Gibt es echte Alternativen zum Behandlungsvorschlag, und wie sind diese im Vergleich einzuschätzen?

- Gibt es Tabellen oder Grafiken, in denen die verschiedenen Behandlungsmöglichkeiten anschaulich miteinander verglichen werden?

- Gibt es zu den jeweiligen Behandlungsmöglichkeiten eine Faktenbox, die die absoluten Zahlen von Nutzen und Nebenwirkungen anschaulich darstellt?

- Ist der Therapievorschlag frei vom finanziellen Einfluss der Hersteller, z.B. Studien und Leitlinienautoren betreffend?

Machen Sie sich vorher kundig, welche Therapiemöglichkeiten es gibt. Scheinen die Informationen seriös zu sein, sprechen Sie Ihren Arzt darauf an. Wenn der Arzt nur eine Behandlungsart anbietet und es ablehnt, sachlich über Alternativen zu sprechen, holen Sie sich unbedingt die Zweitmeinung eines anderen Arztes ein.

Es ist legitim und sinnvoll, nach den finanziellen Hintergründen zu fragen. Wer hat die Studien, um die es geht, finanziert? Bezieht sich der Arzt auf die offiziellen Behandlungsleitlinien, sollten die Interessenskonflikte der Autoren dieser Leitlinie betrachtet werden. Besonders in unklaren Entscheidungssituationen kann diese Information das ausschlaggebende Kriterium sein.

Die wichtigste Frage zum Schluss, nach der Gesamteinschätzung Ihres Arztes:
Was würden Sie einem Mitglied Ihrer Familie, Ihrem Mann oder Ihrer Frau, Ihren Eltern oder Geschwistern empfehlen, wenn diese in der gleichen Situation wären, wie ich es bin?

Wenn Sie diese fünf Punkte gemeinsam mit Ihrem Arzt durchgehen, erhalten Sie einen guten Überblick über das aktuelle Studienwissen und die therapeutische Erfahrung bezüglich der vorgeschlagenen Behandlung. Sie sind nun in der Lage, gemeinsam mit Ihrem Arzt eine gute, informierte Entscheidung zu treffen – zumindest eine Entscheidung nach bestem Wissen und Gewissen, denn eine 100-prozentig eindeutige Entscheidungsgrundlage gibt es in der Medizin selten. Leider existieren beispielsweise viel zu wenige Faktenboxen, die Ärzte überhaupt erst in die Lage versetzen, Ihre berechtigten Fragen ausreichend und verständlich zu beantworten. Der 5-Punkte-Plan deckt bestehende Wissenslücken auf, und auch das ist eine wichtige Information für eine gute Entscheidung – für oder gegen eine Therapie.

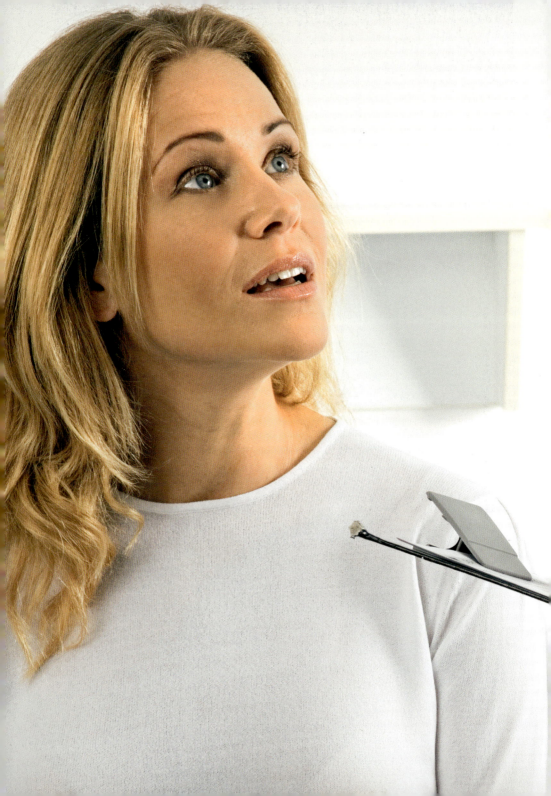

PSYCHOLOGISCHE BARRIEREN ÜBERWINDEN

Nun wissen Sie genau, wie Sie sich auf Ihren Besuch beim Arzt vorbereiten können und welche Fragen Sie während des Arztbesuchs stellen sollten. Leider ist es manchmal gar nicht so einfach, aktiv nachzufragen: Oft stehen dem psychologische Hürden entgegen, die sich durch die besondere Situation des Patienten ergeben. Doch auch diese Hürden können Sie überwinden, um gezielt und selbstbewusst Ihr Recht auf hochwertige Informationen wahrzunehmen.

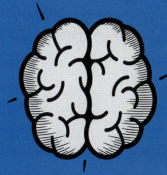

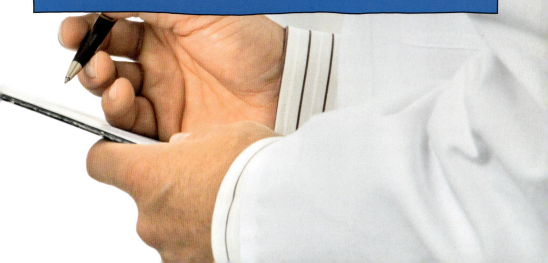

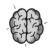

PSYCHOLOGISCHE BARRIEREN ÜBERWINDEN

DIE PSYCHOLOGISCHE SITUATION DES PATIENTEN

Alles spricht dafür, den Arzt gezielt zu fragen, besonders vor eingreifenden und lang andauernden Behandlungen. Doch obwohl unser Verstand die Bedeutung erkennt, fällt es uns als Patient dennoch schwer, diese Fragen im Sprechzimmer oder im Krankenhaus dann auch wirklich zu stellen – und auf Antworten zu bestehen. Sogar dann, wenn wir uns ein aktives Patientenverhalten vorher fest vornehmen. Dies gilt ebenso für Personen, die sonst im Leben kein Problem damit haben, selbstbewusst auf ihre Rechte zu pochen. Die Gründe, warum dies so schwerfällt, kann die Psychologie gut erklären, denn die psychologische Situation des Patienten ist eine ganz besondere. Als Patient ist man unsicher, was die eigenen Symptome zu bedeuten haben, und macht sich Sorgen, ernsthaft krank zu sein. Man steht unter Stress und hat unterschwellig oder ganz offen Angst. Und dies beeinflusst unser Verhalten – auch dem Arzt gegenüber.

ANGST ALS FRAGENBREMSE

Neue, erwünschte Verhaltensweisen entsprechen im Gehirn kleinen, frisch angelegten Pfaden, auf denen man sich anfangs ungewohnt und unsicher bewegt. Alte Verhaltensweisen, an die wir uns jahrelang gewöhnt haben, gleichen dagegen breiten Autobahnen. Auf diesen Autobahnen sind wir stets sicher und zuverlässig an unser Ziel gekommen. Doch Lebenssituationen können sich ändern und damit auch unsere Ziele. Oft erkennen wir dann, dass es zwar bequem ist, diese Autobahnen weiter zu benutzen, aber sie führen nun in eine falsche Richtung. Wir spüren, dass es besser wäre, unser Verhalten zu ändern und uns auf die neuen, noch ungewohnten Pfade zu trauen. Doch gleichzeitig merken wir, wie schwierig das ist. Neue, unbequeme Wege zu wagen erfordert gute Voraussetzungen. Ein motivierendes Umfeld beispielsweise oder auch eine ruhige und stressfreie Entscheidungssituation sind dabei sehr hilfreich. Fehlen solche Voraussetzungen, passiert es ganz schnell, dass wir in die bequemen, allzu bekannten Verhaltensmuster zurückfallen und auf die alten, nutzlosen Autobahnen abbiegen. Vor allem dann, wenn wir unter Druck und Angst handeln müssen.

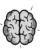

ANGST UND DRUCK – FÜR PATIENTEN OFT DER NORMALFALL

Es ist nicht einfach, von der eher klassischen, passiven Patientenrolle in eine aktivere zu wechseln. Dies ist zwar ganz offiziell erwünscht – sowohl von der Bundesärztekammer als auch von der Bundesregierung –, doch in der Realität wird in den Sprechzimmern mehr oder weniger noch das alte patriarchalische Arzt-Patienten-Verhältnis gepflegt. Der Arzt als vertrauensvoller Halbgott, der für seinen Einsatz Dankbarkeit verdient und keine kritischen Fragen, die seine Autorität anzweifeln könnten. Gezielte Fragen zu stellen und gar auf kompetenten Antworten zu bestehen entspricht eher ungewohntem Gelände, das man ganz besonders unter Angst und Sorgen nicht betreten möchte.

Zudem hofft man als Patient auf Heilung und dafür braucht man den Arzt. Man möchte ihn nicht gegen sich aufbringen, indem man ihn mit Fragen belästigt und dann womöglich als undankbarer Nörgler dasteht. Besonders schwierig wird es, wenn der Arzt in einer solchen Situation eine partnerschaftliche Beziehung ablehnt und in seiner alten Rolle als Halbgott in Weiß verharrt. Wie soll man selbstbewusst auf Antworten bestehen, wenn der Arzt Fragen übergeht oder dem Patienten sogar zu verstehen gibt, dass ihm solche Fragen nicht zustünden? Hier standhaft zu bleiben ist in der Sprechstunde bei weniger ernsten Krankheiten vielleicht noch vorstellbar, aber auf einer Trage liegend, sich vor Schmerzen krümmend in der Notaufnahme? Wer hat in einer solchen Situation die Nerven, den Arzt zu fragen, wie er eigentlich heißt und was er da gerade in die Infusion spritzt? Oft ist es also die nackte Angst, die die Arzt-Patienten-Beziehung immer wieder in das Halbgott-Szenario abrutschen lässt und so ein partnerschaftliches, vertrauensvolles Miteinander erschwert.

LERNEN SIE SICH SELBST KENNEN

Doch dadurch erhöht sich die Gefahr, als Patient ohne ausreichende Informationen in fragwürdige Behandlungen einzuwilligen. Und das, obwohl man genau spürt, dass berechtigte Fragen nach dem tatsächlichen Nutzen durchaus angebracht wären. Doch das muss nicht sein. Denn auch in Stresssituationen können wir neue, noch ungewohnte Verhaltensweisen umsetzen, wenn wir uns gut darauf vorbereiten. Dies gelingt besonders gut, wenn wir unsere eigene Persönlichkeit mit ihren Stärken und Schwächen gut kennen. Dann können wir die typischen Fallstricke vermeiden, die uns daran hindern wollen, gezielt nachzufragen.

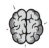

PSYCHOLOGISCHE BARRIEREN ÜBERWINDEN

DIE VIER GRUNDTYPEN UNSERER PERSÖNLICHKEIT

Der Osnabrücker Psychologieprofessor Julius Kuhl hat ein Persönlichkeitsmodell entwickelt, mit dem sich menschliches Verhalten gut erklären lässt. Nach Kuhl arbeiten in der Persönlichkeit eines Menschen vier Systeme, die miteinander in Verbindung stehen. Mit ihren jeweiligen Stärken und Schwächen beeinflussen sie sehr stark unser Handeln. In Anlehnung an dieses Modell unterscheiden wir vier Grundtypen und geben ihnen für dieses Buch folgende Namen:

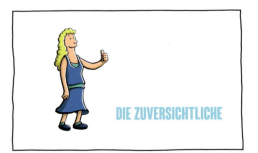

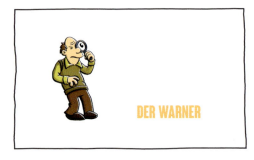

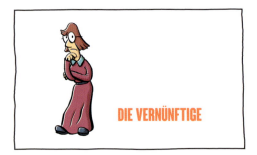

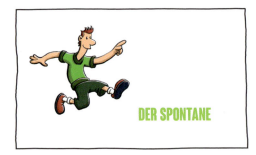

Diese vier Grundtypen repräsentieren Persönlichkeitseigenschaften, die wir alle in uns tragen. Sie helfen uns, die verschiedensten Lebenssituationen gut zu meistern. Die Zuversichtliche hilft, selbstsicher anzupacken, ohne dabei von Selbstzweifeln geplagt zu werden. Unser Warner nimmt Gefahren rechtzeitig wahr, bevor sie Schlimmeres anrichten. Die Vernünftige ist in der Lage, unüberlegtes Handeln zu bremsen. So können wir erst einmal gründlich nachdenken, bevor wir Dinge tun, die wir später bereuen. Und der Spontane hilft uns in Situationen, in denen sofortiges Handeln

DIE VIER GRUNDTYPEN UNSERER PERSÖNLICHKEIT

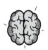

gefragt ist, etwa beim Flirten. Oder er hilft uns dabei, ohne Angst vor Konsequenzen deutlich unsere Meinung zu sagen.
Doch die Mischung dieser Grundtypen ist bei jedem Menschen anders.
Sie wird uns quasi genetisch in die Wiege gelegt. Dominiert ein Grundtyp, können seine Vorteile schnell in Nachteile umschlagen. Die Zuversichtliche überhört dann Warnsignale und hält immer noch an Menschen oder auch an Tätigkeiten fest, obwohl schon längst klar ist, dass sie nicht gut für sie sind. Der Warner sieht in allem nur noch das Negative und die Gefahr, die daraus erwachsen könnte – sogar dann, wenn diese Ängste völlig übertrieben sind und ein unbeschwertes gelassenes Leben erschweren. Die Vernünftige verpasst stets den richtigen Moment, wichtige Dinge zu sagen. Der Spontane springt auf jeden Zug auf und läuft Gefahr, nichts richtig zu Ende zu bringen.

AUF DIE RICHTIGE MISCHUNG KOMMT ES AN

Diese Beispiele zeigen, dass sich alle vier Grundtypen gegenseitig brauchen. Es ist wichtig, dass wir in bestimmten Lebenssituationen den jeweils passenden aktivieren können, auch wenn uns dies aufgrund unserer Veranlagung schwerfällt. Die gute Nachricht ist: Dies lässt sich trainieren. Obwohl wir eine genetische Veranlagung haben, sind wir dieser nicht wehrlos ausgesetzt. Auch ein übertrieben zuversichtlicher Optimist kann lernen, Warnsignale rechtzeitig zuzulassen, um auch Negatives früh genug zu erkennen. Der Spontane kann lernen, sich besser zu kontrollieren, um Fettnäpfchen zu vermeiden. Die Vorsichtige kann lernen, auch einmal impulsiv und emotional zu reagieren. Und der Warner kann lernen, hoffnungsvoller in die Zukunft zu blicken.

IM EINKLANG MIT SICH SELBST

Durch aktives Training kann man sich in die Lage versetzen, übertriebenen Optimismus, Ängste oder Zwänge sowie Sprunghaftigkeit in den Griff zu bekommen, um im passenden Moment den richtigen Grundtyp zu aktivieren – auch wenn er aufgrund unserer Veranlagung eigentlich nur schwach ausgeprägt ist. Professor Kuhl konnte zeigen: Wer gut zwischen seinen Grundtypen wechseln kann, entwickelt sich zu einer reifen Persönlichkeit, die in den verschiedensten Situationen richtig reagieren kann und dabei die eigenen Ziele im Blick behält. Solche Menschen fühlen sich gesünder, schlafen besser und weisen eine hohe Lebenszufriedenheit auf. Sie sind im Einklang mit sich selbst.

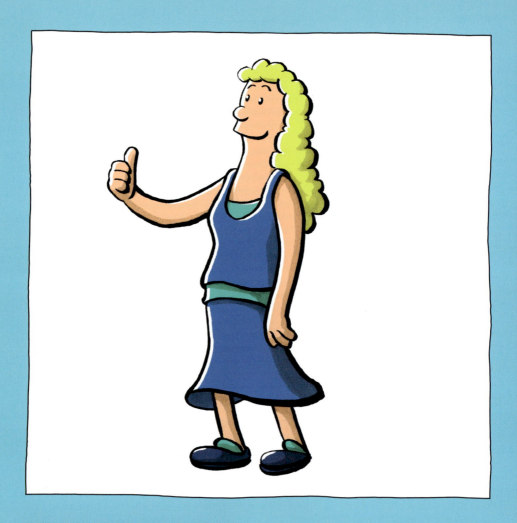

DIE ZUVERSICHTLICHE

Dieser Persönlichkeitsgrundtyp lebt nach dem Motto:
»Das wird schon werden.«

BEDEUTUNG

Der Grundtyp Zuversicht ermöglicht uns Zugriff auf sämtliche Erlebnisse, die wir in unserem gesamten Leben als positiv empfunden haben. Dies schließt Erfahrungen in frühester Kindheit mit ein, an die wir uns gar nicht mehr bewusst erinnern können. Durch diesen Zugriff auf echte, also selbst erlebte Emotionen – und nicht durch künstliche, etwa durch Werbung erzeugte Gefühle – können wir auch negative Erlebnisse in einen hoffnungsvollen Gesamtzusammenhang einbetten.

Das alles geschieht automatisch, ohne dass wir darüber nachdenken müssen. Wenn wir beispielsweise eine Ausbildung erfolgreich abschließen, obwohl es durchaus Probleme zu bewältigen gab – ein ungerechter Chef oder weite Anfahrtswege –, dann ist dies das Verdienst unserer Zuversicht. Sie hilft uns, all diese Schwierigkeiten zu akzeptieren, um weiter am Ball zu bleiben. Der Grundtyp Zuversicht ist also in der Lage, eine tief verankerte, positive Motivation zu erzeugen, die uns auch in schwierigen Zeiten beruhigt und weiter hoffnungsfroh handeln lässt. Frau Zuversicht wirkt deshalb in sich ruhend und zufrieden.

GEFAHR

Wenn die Fähigkeit, negative Situationen positiv zu verarbeiten, übertrieben wird, resultiert daraus ein naives Schönreden. Unangenehmes wird verdrängt, wichtige Warnsignale werden überhört. Stattdessen sieht man lieber weg und macht sich etwas vor – bis es zu spät sein kann. Solche Menschen halten loyal an »Freunden« fest, obwohl sie von diesen schon seit Jahren ausgenutzt werden. Oder sie kommen nach Hause und wundern sich, dass der Ehepartner samt Einrichtung und Kindern ausgezogen ist: »Das verstehe ich überhaupt nicht, es lief doch alles prima.« Doch nichts war prima, und das seit Jahren, nur wollte man es nicht wahrhaben.

KANN GUT

Die Zuversichtliche ist ausgesprochen gut darin, negative Gefühle in den Griff zu bekommen, um hoffnungsvoll nach vorn zu blicken.

MUSS LERNEN

Hingegen muss die Zuversichtliche lernen, wichtige Warnsignale zuzulassen, anstatt sie zu verdrängen. Nur so kann es gelingen, rechtzeitig Gegenmaßnahmen zu ergreifen.

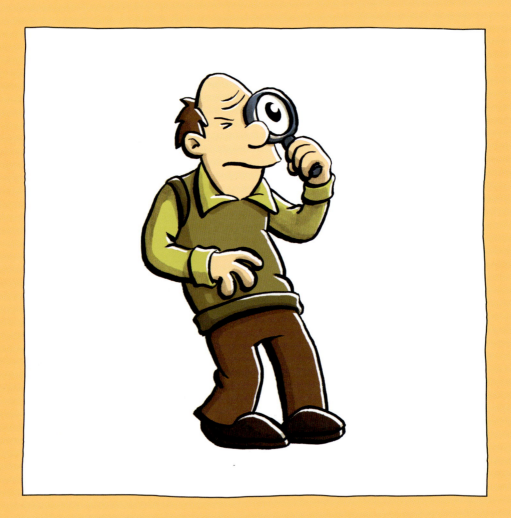

DER WARNER

Dieser Persönlichkeitsgrundtyp lebt nach dem Motto:
»Was schiefgehen kann, geht schief.«

BEDEUTUNG
Dieser Grundtyp ist in der Lage, aus vielen Beobachtungen diejenige herauszufiltern, die uns gefährlich werden könnte. Um diese Gefahr nicht zu

übersehen, werden alle anderen Beobachtungen in den Hintergrund gedrängt. Als Folge entsteht eine allgemeine Alarmierung, bis die Gefahr vorüber ist. Der Warner legt den Finger schon in die Wunde, wenn sich andere noch in Sicherheit wiegen. Herr Warner wirkt dadurch besorgt bis ängstlich.

GEFAHR
Durch eine übermäßige Betonung dieses Grundtyps wird man zu einem griesgrämigen Schwarzseher. Wir sehen überall mögliche Fehlerquellen und finden jedes Haar in der Suppe. Das Glas bleibt stets halb leer, obwohl es viele Dinge gibt, die auch gut laufen und die Anlass zur Hoffnung geben. Herr Warner ist ein leichtes Opfer für mediale Angstkampagnen.

KANN GUT
Der Warner ist ausgesprochen gut darin, negative Einzelheiten hervorzuheben, um Gefahren rechtzeitig zu erkennen.

MUSS LERNEN
Hingegen muss der Warner lernen, auch mal fünfe grade sein zu lassen und sich selbst zu beruhigen, um nicht ständig in Angst und Sorge zu versinken.

GEGENSEITIGE ERGÄNZUNG
Frau Zuversicht und Herr Warner scheinen miteinander zu konkurrieren. In Wirklichkeit sind sie jedoch Partner, die sich gegenseitig brauchen, um eigene Schwächen auszugleichen. Probleme rechtzeitig zu erkennen ist lebensnotwendig. Genauso wichtig ist die Fähigkeit, diese Probleme in einen Gesamtüberblick einzubetten, der auch Zuversicht erlaubt. So wird auch unter schwierigen Lebensbedingungen Motivation und Lebenszufriedenheit möglich. Reife Persönlichkeiten entwickeln sich genau dann, wenn sie schmerzliche Erfahrungen und Einsichten nicht verdrängen, sondern sich ihnen stellen, um daran zu wachsen.

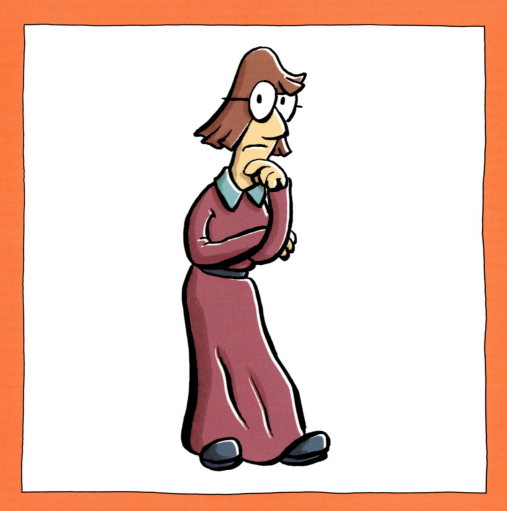

DIE VERNÜNFTIGE

Dieser Persönlichkeitsgrundtyp lebt nach dem Motto:
»Erst denken, dann handeln.«

BEDEUTUNG

Dieser Grundtyp ist in der Lage, spontane Handlungen zu bremsen, um erst einmal über die Konsequenzen nachzudenken. Erst wenn wir eine

Lösung gefunden haben und sich eine passende Gelegenheit ergibt, starten wir mit der Umsetzung. So lernen wir, die Faust in der Tasche zu lassen und einen Konflikt stattdessen im richtigen Moment mit guten Argumenten zu lösen. Diese Fähigkeit ist besonders wichtig, wenn wir schwierige Situationen zu meistern haben und Schnellschüsse erst einmal gar nichts bringen. Dann sind gute Pläne und Ausdauer gefragt. Ohne die Fähigkeit, Impulse zu unterdrücken, wäre niemand in der Lage, beispielsweise einen beruflichen Abschluss zu schaffen. Mit Frau Vernünftig schaffen wir es bei schönem Wetter, dem Schwimmbad zu widerstehen und stattdessen unsere Hausaufgaben zu machen. Frau Vernünftig wirkt dadurch etwas distanziert und nachdenklich.

GEFAHR

Wenn Frau Vernünftig an einer aktuellen Talkshow teilnehmen würde, würde das Gespräch komplett an ihr vorbeilaufen. Niemand würde darauf Rücksicht nehmen, dass Spontaneität nicht ihre Stärke ist und sie jedes Wort vorher abwägt, bevor sie etwas sagt. So kann es auch am Arbeitsplatz oder sogar im Freundeskreis passieren. Die eigene Meinung kommt nicht zum Zuge, das eigene Licht steht ständig unter dem Scheffel, und das mündet in Frustration und Demotivation.

Aus Vernunft kann sogar Zwang werden – immer dann, wenn wir versuchen, alles zu kontrollieren und jede spontane Reaktion zu unterdrücken. So verpassen wir alle Möglichkeiten, und das Leben zieht an uns vorbei. Wir leben gehemmt und brauchen Hilfe, um uns aus diesem Zwangskorsett wieder zu befreien.

KANN GUT

Die Vernünftige ist ausgesprochen gut darin, Schnellschüsse zu blockieren, um dann wohlüberlegt Schritt für Schritt vorzugehen.

MUSS LERNEN

Hingegen muss die Vernünftige lernen, sich in Situationen, die spontanes Handeln erfordern, zu motivieren, auch einmal die Bremsen zu lockern, um etwas zu wagen.

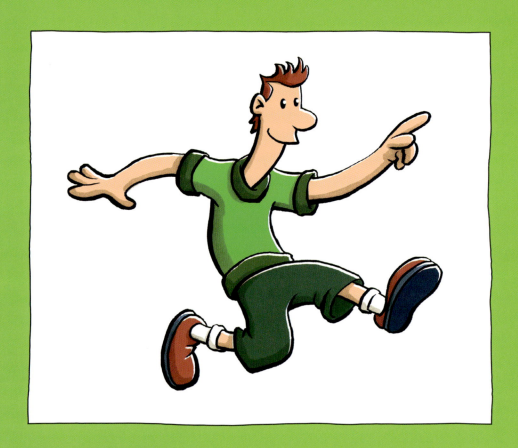

DER SPONTANE

Dieser Persönlichkeitsgrundtyp lebt nach dem Motto: »Just do it.«

BEDEUTUNG

Der Spontane liefert uns die Antriebsenergie, um Einfälle sofort in die Tat umzusetzen, und zwar ohne sich groß mit Nachdenken aufzuhalten. Für viele Tätigkeiten ist es wichtig, dass sie sofort erfolgen. Wenn ein Baby schreit, nehmen die Eltern es sofort auf den Arm und beruhigen es mit ihrer Stimme, ohne dass dies vorher einstudiert oder geplant werden muss. Auch viele Routinearbeiten erfordern kein Nachdenken, sondern sollten einfach zügig erledigt werden. Das gilt auch für den Small Talk, bei dem es auf nette

Spontaneität ankommt und weltenschwere, langsame Gedankengänge eher deplatziert sind. Herr Spontan hat auch kein Problem damit, anderen unmittelbar zu zeigen, wenn ihm etwas nicht gefällt. Dadurch wirkt Herr Spontan ungezwungen und fröhlich.

GEFAHR

Herr Spontan tut oft Dinge, die er später bereut. Immer wieder reitet er sich in Situationen, in denen er besser abgewartet hätte. Auch fällt es ihm schwer, konsequent an einer Sache dranzubleiben. Kreuzt etwas Neues seinen Weg, spürt er schnell den Drang, dies auch auszuprobieren. Je bunter und vielversprechender, desto besser. Auf diesem Weg wird alles begonnen und nichts zu Ende gebracht.

KANN GUT

Der Spontane ist ausgesprochen gut darin, zu handeln ohne viel nachzudenken.

MUSS LERNEN

Hingegen muss der Spontane lernen, sich zu bremsen, um die Konsequenzen abzuwägen.

GEZIELT HIN UND HER WECHSELN

Auch Frau Vernünftig und Herr Spontan scheinen zu konkurrieren. Aber auch das täuscht, denn beide brauchen sich dringend gegenseitig. Frau Vernünftig lässt allein kaum spontane Gefühlsäußerungen zu. Doch eine dauerhaft nüchterne und kontrollierte Stimmung führt zu Passivität und Motivationsverlust. Das Leben macht so einfach keine Freude. Das ist die Domäne von Herrn Spontan. Er hilft Frau Vernünftig, die Spaßbremse zu lösen oder auch einfach mal mit der Faust auf den Tisch zu hauen. Wer es schafft, zwischen beiden gezielt hin und her zu wechseln, kann lange an gut durchdachten Plänen festhalten, weil er den Spaß an der Sache nicht vergisst.

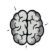

PSYCHOLOGISCHE BARRIEREN ÜBERWINDEN

BEDEUTUNG FÜR DEN PATIENTEN

Werfen wir einmal einen Blick darauf, wie sich die vier Grundtypen bei einem Arztbesuch verhalten. Besonderes Augenmerk soll dabei auf den typischen Fallstricken liegen, die sich aus der jeweiligen Persönlichkeit ergeben. Vielleicht können Sie sich in einer der folgenden Situationen schon gut wiedererkennen.

FRAU ZUVERSICHT BEIM ARZT

Frau Zuversicht schaut gern hoffnungsvoll nach vorn. Mit Studienergebnissen beschäftigt sie sich dagegen nicht gern, lieber vertraut sie bereitwillig ihren Ärzten und gibt sich mit oberflächlichen Informationen zufrieden. Leider auch dann, wenn ungünstige Nebenwirkungen schon längst sichtbar sind und sie die Therapie aktiv hinterfragen müsste. Doch lieber schaut sie weg, getreu ihrem Motto: »Das wird schon werden.«

HERR WARNER BEIM ARZT

Herr Warner lässt sich schnell durch Angstargumente beeindrucken. »Wenn Sie das nicht einnehmen, steigt Ihr Risiko für einen Herzinfarkt stark an. Das wollen Sie doch nicht riskieren.« Auf diesem Weg sammeln sich viele Tabletten gegen dies und jenes an, doch irgendwann werden die Nebenwirkungen größer als die vermeintlichen Krankheitsrisiken, gegen die die Medikamente eigentlich wirken sollen.

FRAU VERNÜNFTIG BEIM ARZT

Frau Vernünftig merkt genau, wenn der Arzt wesentliche Fragen bezüglich der ihr vorgeschlagenen Therapien unzureichend beantwortet. Doch das Wartezimmer ist voll, und der Arzt wirkt gestresst, deshalb versäumt sie es nachzuhaken.

HERR SPONTAN BEIM ARZT

Herr Spontan mag Ärzte, die immer die neuesten Therapietrends mit tollen Versprechungen anbieten. Dabei übersieht er schnell, dass diese nicht auf seine Gesundheit, sondern auf seinen Geldbeutel zielen.

WELCHER PATIENTENTYP SIND SIE?

Mit dem folgenden Test finden Sie Ihre eigene Mischung der vier Grundtypen heraus. Lesen Sie anschließend in der Auswertung, ob Sie als Patient zu typischen Verhaltensweisen neigen, die Ihnen im Gespräch mit dem Arzt Probleme bereiten könnten. Erfahren Sie, welche Verhaltensweisen Sie ganz persönlich unterstützen, zu den Informationen zu gelangen, die Sie für eine gute Therapieentscheidung brauchen.

Bitte bewerten Sie die folgenden 24 Aussagen und verteilen Sie Punkte nach den folgenden Kriterien:

0 Punkte: *trifft nie zu*
1 Punkt: *trifft selten zu*
2 Punkte: *trifft häufiger zu*
3 Punkte: *trifft fast immer zu*

	AUSSAGE	PUNKTZAHL
A	Mit wem ich befreundet bin, mit dem gehe ich durch dick und dünn, egal was passiert.	
B	Ich mache mir oft Sorgen um meine Gesundheit – auch wenn es mir eigentlich gut geht.	
C	Wenn ich eine wichtige Frage stellen möchte, verpasse ich oft den richtigen Zeitpunkt.	
D	Ich trage mein Herz auf der Zunge und bereue es später.	
A	Wenn mir etwas gefällt, dann frage ich nicht nach dem Preis.	
B	Es gibt immer mehr Krebskranke, deshalb sollte jeder zur Vorsorge gehen.	
C	Wenn das Wartezimmer voll ist, frage ich meinen Arzt aus Rücksicht nur das Nötigste.	
D	Ich kaufe oft Dinge, die ich eigentlich gar nicht brauche.	

	AUSSAGE	PUNKTZAHL
A	Wenn ich eine Meinung vertrete, ist es schwierig, mich davon abzubringen.	
B	Wenn ich Lebensmittel einkaufe, lese ich mir bei jedem Produkt genau die Zutatenliste durch.	
C	Wenn ich Probleme bei anderen ansprechen möchte, verlässt mich schnell der Mut.	
D	Wenn ich im Fernsehen eine Reportage über eine neue Gesundheitsmethode sehe, möchte ich sie am liebsten gleich ausprobieren.	
A	Ich verdränge oft Unangenehmes, das ich besser frühzeitig angegangen wäre.	
B	Ich brauche lange, um mich nach Rückschlägen wieder zu motivieren.	
C	Wenn andere mir etwas erklären, habe ich oft das Gefühl, dass ich es eigentlich besser weiß.	
D	Ich finde es gut, wenn ein Arzt auf dem Laufenden ist und immer die neuesten Therapien empfiehlt.	
A	Wenn etwas schiefläuft, mache ich mich nicht gleich verrückt.	
B	Man sollte täglich auf seine Gesundheit achten, sonst ist man selbst schuld, wenn man krank wird.	
C	Wenn mein Arzt gestresst scheint, tue ich mich schwer, ihn auch noch mit langen Fragen zu belästigen.	
D	Es kann mir passieren, dass ich beim Arzt oder Heilpraktiker spontan in Therapien einwillige und erst später merke, dass das ganz schön teuer wird.	
A	Ein fester Händedruck und eine klare Entscheidung sind mir lieber als ein langes Hin und Her.	
B	Aus Angst vor einer schlimmen Diagnose schlafe ich die Nacht vor dem Arztbesuch meist schon ganz unruhig.	
C	In Gesprächen kommt es öfter vor, dass meine Beiträge überhört werden.	
D	Ich habe viele Bücher über alternative Heilmethoden. Exotische Therapien interessieren mich ganz besonders.	

AUSWERTUNG

Addieren Sie nun jeweils die Punktzahlen der vier unterschiedlichen Buchstaben-Zuordnungen. Gehen Sie in der Testauswertung die vier Patiententypen von A bis D durch und schauen Sie, bei welchem Sie die höchste Gesamtpunktzahl erzielt haben. Das ist Ihr Leittyp, der Ihre Patientenrolle in erster Linie prägt. Die zweithöchste Gesamtpunktzahl verstärkt diese Neigung in eine bestimmte Richtung.

Bitte tragen Sie Ihre jeweiligen Gesamtpunktzahlen auf dieser Skala ein:

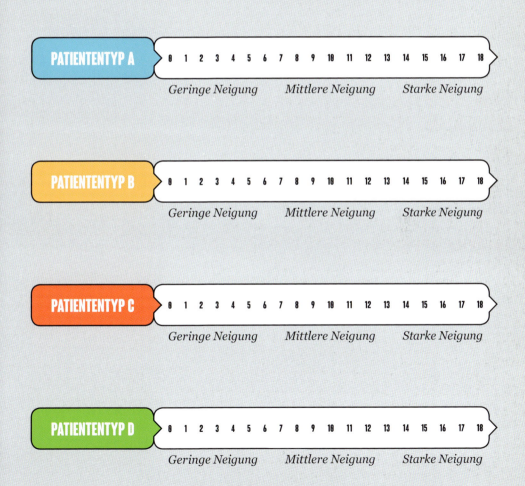

Bitte tragen Sie Ihre vier Gesamtpunktzahlen, jeweils ausgehend vom Mittelpunkt, zusätzlich in die folgende Radgrafik ein und verbinden Sie Ihre Punkte. Die dadurch entstehende Fläche beschreibt die Größe Ihrer Neigungen zu bestimmten ungünstigen Verhaltensweisen als Patient. Das bedeutet nicht, dass Sie automatisch so handeln würden. Aber die Bereitschaft dazu steigt mit höheren Punktzahlen.

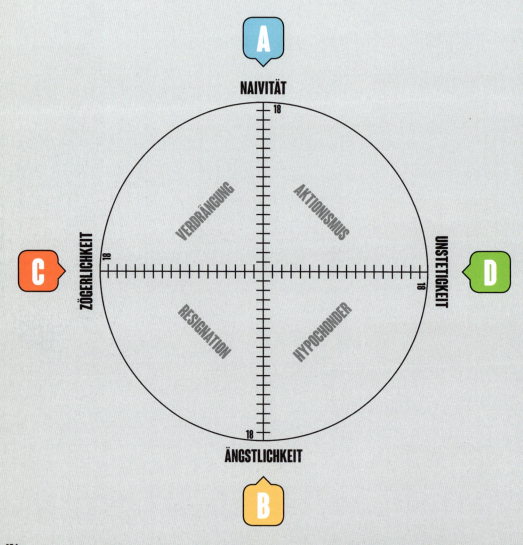

HÖCHSTE PUNKTZAHL PATIENTENTYP A: DIE ZUVERSICHTLICHE

Mit Zahlen und Statistiken beschäftigen Sie sich nicht so gern. Lieber verlassen Sie sich auf einen Arzt, der selbstsicher und vertrauenswürdig auftritt. Der nach dem Motto: »Das kriegen wir schon hin!« einfache Aussagen trifft und unkomplizierte Zuversicht ausstrahlt. Ein fester Händedruck symbolisiert Ihnen dabei, dass der Arzt Bescheid weiß und ein echter Experte ist. Bei ihm verlassen Sie sich auf Ihr Bauchgefühl und folgen seinem Rat verlässlich.

DIE GEFAHREN
Falls Ihr Arzt tatkräftig ist, aber problematische Behandlungsleitlinien nicht kritisch hinterfragt, besteht die Gefahr, dass er Sie unnötigen oder nebenwirkungsreichen Therapien aussetzt. Selbst wenn Ihnen eine Therapie nicht guttut oder sogar schadet, halten Sie Ihrem Arzt dennoch unbeirrt in naiver Weise die Treue, ganz nach dem Motto: »Es wird schon gut gehen«. Die Folge: Sie erkennen die Gefahren, die beispielsweise eine Behandlung mit sich bringen kann, oft zu spät.

EMPFEHLUNG
Entscheiden Sie nicht gleich aus dem Bauch heraus, sondern gewöhnen Sie sich an, zuerst gute Informationen zu erfragen. Besonders wenn der Arzt entschlusskräftig erscheint, eigentlich Ihr Fall, bestehen Sie auf Nachdenkzeit und absoluten Zahlen. Nehmen Sie Zweifel und negative Signale bewusster wahr. Wenn während einer Therapie Nebenwirkungen auftreten, die vorher nicht besprochen wurden, geben Sie Ihrem Arzt klar zu verstehen, dass Sie diese erst fortsetzen, wenn er Sie davon mit Zahlen überzeugen kann, dass diese ungefährlich sind. Bereiten Sie sich darauf besonders bei weitreichenden Therapieentscheidungen mit geeigneten Wenn-dann-Plänen vor (siehe S. 111ff.).

ZWEITHÖCHSTE PUNKTZAHL C – ACHTUNG, VERDRÄNGUNGSGEFAHR!
Übertriebene Zuversicht verleitet dazu, wichtige Warnsignale zu übersehen. Und die Vernünftige wartet lieber ab, statt eine bedenkliche Körperveränderung oder Nebenwirkung spontan einem Arzt zu zeigen.

ZWEITHÖCHSTE PUNKTZAHL D – ACHTUNG, AKTIONISMUSGEFAHR!
Zuversicht möchte ein Problem sofort gelöst haben, und Spontaneität neigt zu schnellen, unüberlegten Handlungen. Dadurch wird ein leichtgläubiger Aktionismus gefördert, der unseriösen Therapieangeboten zu schnell vertraut.

HÖCHSTE PUNKTZAHL PATIENTENTYP B: DER WARNER

Ihnen liegen Ärzte, die Ihre Bedenken ernst nehmen und darauf eingehen. Am besten mit prozentgenauer Darstellung der Risiken. Skeptisch werden Sie bei Ärzten, die nur die Vorzüge einer Therapie schildern. Selbst sind Sie gesundheitsbewusst und achten auf regelmäßige Vorsorgeuntersuchungen.

DIE GEFAHREN

Sie lassen sich leicht verunsichern und in Panik versetzen. Das lässt Sie zu einem idealen Opfer des Angstmarketings etwa in puncto Impfung gegen Schweinegrippe werden. Ganz besonders, wenn Sie im Stress sind. Dann lassen Sie in Sorge, etwas zu versäumen, auch Ihre grundsätzliche Skepsis außer Acht und willigen in fragwürdige Übertherapien ein. Vorsorgeuntersuchungen sind dann für Sie fast wie ein Zwang. Auch Ihr Verlangen nach einer partout gesunden Ernährung kann zur fixen Idee werden, die sich im Extremfall zu einer zwanghaften Essstörung entwickeln kann.

EMPFEHLUNG

Unter Stress und Angst sollten Sie keine weitreichenden medizinischen Entscheidungen fällen. Tauschen Sie sich vorher mit Menschen aus, die in der Lage sind, Sie zu beruhigen. Wägen Sie erst dann in Ruhe den Nutzen und die Risiken - kritisch wie Sie eigentlich sind - ganz genau ab. Und entscheiden Sie sich danach auch ruhig einmal gegen eine Therapie. Besonders wenn diese mit einem raffinierten Angstmarketing im Fernsehen genau auf Ihre schwache Stelle zielt. Bereiten Sie wichtige Arztbesuche oder Krankenhausvisiten mit passenden Wenn-dann-Plänen vor (siehe S. 111ff.).

ZWEITHÖCHSTE PUNKTZAHL C – ACHTUNG, RESIGNATIONSGEFAHR!

Die Neigung zur Ängstlichkeit kombiniert mit der Zögerlichkeit der Vernünftigen kann dazu führen, dass Sie Ihren Wunsch nach einer genauen Erklärung zu Risiken und Nebenwirkungen nie einfordern. Resigniert willigen Sie dann in Therapien ein, obwohl Sie eigentlich ein ungutes Gefühl haben.

ZWEITHÖCHSTE PUNKTZAHL D – ACHTUNG, HYPOCHONDERGEFAHR!

Ihre Neigung zur Ängstlichkeit kombiniert mit dem Drang, Ideen sofort umzusetzen, lässt Sie zu einem »Krisenjunkie« werden, der bei jeder Katastrophenmeldung den Arzt aufsucht. So fordern Sie Übertherapien regelrecht ein, deren Nutzen fragwürdig, deren Nebenwirkungen aber viel realer sind.

HÖCHSTE PUNKTZAHL PATIENTENTYP C: DIE VERNÜNFTIGE

Sie bereiten sich auf einen Arztbesuch oft gründlich vor. Statt Schnellschüssen versuchen Sie als »Kopfmensch«, lieber durch wohlüberlegte Fragen herauszufinden, ob es genügend sachliche Gründe für die vorgeschlagene Therapie gibt. Sie wünschen, auch über Alternativen informiert zu werden, um gründlich abwägen zu können. Dies erfordert ein gewisses Maß an Zeit und Konzentration in der Sprechstunde, auch für den Arzt.

DIE GEFAHREN
Besteht in der Sprechstunde Zeitdruck und wirkt der Arzt kurz angebunden, schwindet Ihr Selbstbewusstsein schnell, und Sie fallen leicht in eine passive Patientenrolle zurück. Dann trauen Sie sich nicht mehr, auf Augenhöhe mit dem Arzt auf der Beantwortung Ihrer wohlüberlegten Fragen zu bestehen – oder sie gar erst zu stellen. Passiert dies ständig, fühlen Sie sich nicht ernst genommen. Frustriert stimmen Sie dann Therapien zu, obwohl sie noch gar nicht davon überzeugt sind.

EMPFEHLUNG
Auch wenn Sie sich im Behandlungszimmer in einer Stresssituation befinden, sollten Sie selbstbewusst und beharrlich sachliche Fragen stellen und auf befriedigenden Antworten bestehen. Äußern Sie ruhig einmal entschieden Ihren Unmut, wenn der Arzt Sie übergeht. Geht er noch immer nicht darauf ein, denken Sie daran, dass Sie jederzeit den Arzt wechseln dürfen. Vertagen Sie ruhig Entscheidungen, besonders wenn Ihnen jemand unnötig Zeitdruck macht. Bereiten Sie wichtige Arztbesuche oder Krankenhausvisiten mit passenden Wenn-dann-Plänen vor (siehe S. 111ff.).

ZWEITHÖCHSTE PUNKTZAHL A – ACHTUNG, VERDRÄNGUNGSGEFAHR!
Vernunft wartet lieber ab, anstatt eine bedenkliche Körperveränderung oder Nebenwirkung sofort einem Arzt zu zeigen. Übertriebene Zuversicht führt dann zusätzlich dazu, diese Warnsignale kleinzureden.

ZWEITHÖCHSTE PUNKTZAHL B – ACHTUNG, RESIGNATIONSGEFAHR!
Die Neigung zur Ängstlichkeit kombiniert mit der Zögerlichkeit der Vernünftigen kann dazu führen, dass Sie Ihren Wunsch nach genauen Informationen nie einfordern. Dies kann zu Frustrationen und Resignation führen. Sie fügen sich in Ihr Schicksal, obwohl Sie nicht überzeugt sind.

HÖCHSTE PUNKTZAHL PATIENTENTYP D: DER SPONTANE

Sie mögen Ärzte, die auf dem neuesten Kenntnisstand sind und dies auch zeigen. Sie sind dabei offen für neue Therapieansätze. Wird ein Gesundheitsprodukt effektvoll beworben, macht es Sie schnell neugierig und weckt den spontanen Wunsch, dies auch einmal auszuprobieren.

DIE GEFAHREN

Da Sie leicht Feuer und Flamme sind, fallen Sie gern auf bunte Gesundheitsversprechen herein. Sie machen eine Diät nach der anderen – und sich selbst zum Versuchskaninchen für Behandlungsmethoden, die als Wundertherapien angepriesen werden. Dies verursacht nicht selten ungünstige Wechselwirkungen.

EMPFEHLUNG

Sie sollten ein inneres Stoppsignal entwickeln, das schnelle Entscheidungen verhindert. Dann können Sie die Zeit nutzen, sich vor einer Behandlung durch qualitativ hochwertige Informationen zunächst einen Überblick zu verschaffen. Und wägen Sie dann in aller Ruhe die Vor- und Nachteile sorgfältig ab. Nur so können Sie beurteilen, welcher Therapieweg für Sie der beste ist. So verhindern Sie unnütze, unseriöse oder sogar schädliche Behandlungen. Schützen Sie sich durch passende Wenn-dann-Pläne (siehe S. 111ff.) vor unseriösen Angeboten.

ZWEITHÖCHSTE PUNKTZAHL A – ACHTUNG, AKTIONISMUSGEFAHR!

Spontaneität kombiniert mit naiver Zuversicht möchte ein Problem sofort gelöst haben. In der Folge werden zu schnelle und unüberlegte Therapiewege beschritten. Diese Kombination fördert die Leichtgläubigkeit auch gegenüber unseriösen und teuren Therapieangeboten, die man besser gründlich überdenken sollte. Dabei passiert es schnell, dass sogar zwischen verschiedenen Therapien hin- und hergewechselt wird – mit den entsprechenden Wechselwirkungen.

ZWEITHÖCHSTE PUNKTZAHL B – ACHTUNG, HYPOCHONDERGEFAHR!

Ihre Neigung zu schnellen, impulsiven Entscheidungen kombiniert mit einer gehörigen Portion Ängstlichkeit kann zu einem regelrechten Arztverschleiß führen. Als »Krisenjunkie« werden Sie alle möglichen Symptome bei sich selbst feststellen und ständig eine ärztliche Überprüfung suchen. So kann Überdiagnostik mehr Schaden anrichten als verhindern.

GEZIELTE VORBEREITUNG: WENN-DANN-PLÄNE

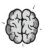

Sie kennen nun Ihre ganz persönlichen Fallstricke, die Sie besonders unter Stress immer wieder in die Bredouille bringen. Anstatt als Patient aktiv auf guten Informationen zu bestehen, rutscht man dann leicht in sein typisches, ungünstiges Verhalten ab. Doch das lässt sich vermeiden. Ganz besonders deshalb, weil sich die Stresssituationen, die bei einem Arztbesuch entstehen können, gut vorhersehen lassen. Für genau diese Situationen hat der New Yorker Psychologieprofessor Peter Gollwitzer eine Technik entwickelt, die ebenso einfach wie effektiv ist: den Wenn-dann-Plan.

Wenn man vorher weiß, dass nahezu sicher bestimmte Hindernisse auftauchen werden, dann kann man sich sehr wirksam durch genaue Verhaltensvorgaben darauf vorbereiten. Solche Hindernisse können äußerlich sein, etwa das Verhalten des Arztes, oder innerlich, beispielsweise Verkrampfen, Nervosität oder ein schlechtes Gewissen, wie es vermutlich jeden Patienten beschleicht, der es wagt, die Empfehlungen des Herrn Professor nicht sofort dankbar anzunehmen. Mit klaren Vorgaben, wie wir darauf reagieren wollen, bereiten wir unser Gehirn auf solche Situationen vor.

WAS HINDERT UNS AM FRAGEN?

Äußere Hindernisse
Ein volles Wartezimmer, Zeitdruck, Arzt schaut mich nicht an, spricht nur Fachchinesisch, überhebliches Auftreten des Arztes (»Wer ist hier der Experte?«), einschüchterndes Appellieren an das schlechte Gewissen (»Vertrauen Sie mir etwa nicht?«), Vortrag über die schlechte Honorierung (»Was glauben Sie bekomme ich von Ihrer Krankenkasse für diese Beratung bezahlt?«)

Innere Hindernisse
Nervös und aufgeregt vor einer Frage, inneres Verkrampfen, schlechtes Gewissen, Angst vor einer schlechten Botschaft, innere schüchterne Haltung, ausgelöst durch die körperliche Ausgangssituation im Krankenhaus: Arzt steht im weißen Kittel vor dem Patienten und sieht auf diesen hinab, Patient liegt im Nachthemd an Infusionen und Urinbeutel angeschlossen und muss zum Arzt aufschauen

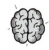

PSYCHOLOGISCHE BARRIEREN ÜBERWINDEN

AUCH UNTER STRESS AUFRUFBAR

Diese Verhaltensvorgabe besteht aus zwei Teilen: erstens »wenn«, zweitens »dann«. In vielen Experimenten konnte nachgewiesen werden, dass eine Formulierung wie: »Bei meinem nächsten Arztbesuch werde ich gezielte Fragen zu meiner Therapie stellen« weniger wirksam ist als: »Wenn ich meinem Arzt gegenübersitze, dann frage ich ihn, ob meine Symptome auch Nebenwirkungen meiner Blutdrucksenker sein können.« Die genaue Beschreibung der auslösenden Situation (»wenn X passiert«) und die darauf folgende klare Handlungsanweisung (»dann mache ich Y«) lösen in uns den Impuls zum Handeln aus, wenn die beschriebene Situation tatsächlich eintrifft.

Die Voraussetzung für einen erfolgreichen Wenn-dann-Plan ist allerdings, dass man diesen Wenn-dann-Plan vorher schriftlich festgehalten hat. Dazu überlegt man sich äußere und innere Situationen, die dem gewünschten Patientenverhalten in die Quere kommen könnten. Diese überträgt man nun in den ersten Halbsatz, beginnend mit »Wenn …«. Der zweite Halbsatz beginnt mit »dann …« und beschreibt eine konkrete Verhaltensweise, die das Festhalten am Wunschverhalten bewirkt. Dieses gezielte Verhalten ist dann auch unter Stress aufrufbar. Haben Sie den Wenn-dann-Plan ein- oder mehrmals niedergeschrieben, merkt sich Ihr Unbewusstes dies und ist besser in der Lage, in der entsprechenden Situation schnell und spontan mit dem »dann« zu reagieren.

BEISPIEL: HERZKATHETER-KONTROLLUNTERSUCHUNG

Dazu ein Beispiel: Ein Patient im Krankenhaus hat Zweifel, ob die angeordnete Kontrolluntersuchung durch einen Herzkatheter tatsächlich nötig ist. Er kennt einen Fall in seinem Bekanntenkreis, der bei einer solchen Untersuchung einen Schlaganfall erlitten hat. Das notwendige Aufklärungsgespräch fand mit einem gestressten Stationsarzt statt, und mehr überrumpelt als überzeugt hat der Patient die Einverständniserklärung unterschrieben. Er nimmt sich daher fest vor, den Chefarzt bei der nächsten Visite noch einmal anzusprechen. Er möchte wissen, mit welchen, durch Studien belegten Risiken er zu rechnen hat – und das in absoluten Zahlen. Doch schon nach dem ersten Halbsatz wirft ihm der Chefarzt einen strengen Blick zu und fragt, ob er denn unbedingt einen Herzinfarkt erleiden möchte. Man wolle ihn hier doch davor schützen. Ob er ihm, dem Chefarzt, etwa nicht vertraue?

GEZIELTE VORBEREITUNG: WENN-DANN-PLÄNE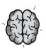

Wenn der Patient nun unvorbereitet in diese Drucksituation gerät, ist die Gefahr groß, dass sein Vorhaben wie ein Kartenhaus in sich zusammenfällt und er sich resigniert in sein Schicksal fügt. Kennt er jedoch seine typischen Fallstricke und bereitet er sich vor, erhöht er seine Chancen enorm, auch gegenüber einem solch autoritär auftretenden Chefarzt auf der Beantwortung seiner Frage zu bestehen – die übrigens schlicht sein gutes Recht ist. Dazu schreibt er vor der Visite einen Wenn-dann-Plan in ein Notizbuch. Er könnte beispielsweise so lauten:

***Wenn** Herr Professor Müller bei der nächsten Visite meine Fragen abblockt, **dann** atme ich tief durch und erzähle ihm von meinem Bekannten und dass es mich enorm beruhigen würde, wenn ich wüsste, wie viele Herzkatheter ohne Zwischenfälle verlaufen, bevor ein Schlaganfall dadurch ausgelöst wird.*

oder

***Wenn** Herr Professor Müller bei der nächsten Visite meine Fragen nicht beantwortet, **dann** sage ich: Herr Professor, ich bin leider ein ängstlicher Mensch, der durch Zahlen und Fakten jedoch gut beruhigt werden kann. Deshalb ist es wichtig für mich, vor der Untersuchung das Risiko möglichst genau in absoluten Zahlen einschätzen zu können.*

oder etwas energischer:

***Wenn** der Chefarzt meine Fragen überheblich abweist, **dann** blicke ich ihm direkt in die Augen, lächle und sage: Sehr geehrter Herr Professor, gerade weil ich bei Ihnen gut aufgehoben bin, sind Sie doch sicher in der Lage, mir die möglichen Risiken einer Kontrollkatheteruntersuchung anschaulich zu erläutern.*

BEISPIEL: KURZNARKOSE

Eine häufige Situation, bei der Wenn-dann-Pläne gute Dienste leisten, ist die Frage nach einer Kurznarkose bei kleinen Eingriffen, etwa einer Gewebeentnahme der Prostata oder eine Knochenmarkspunktion. Ihr Arzt antwortet Ihnen vielleicht so: »Machen Sie sich keine Sorgen, das machen wir in Lokalanästhesie.« Danach haben Sie aber nicht gefragt. Lokalanästhesie bedeutet lediglich, dass nur der betreffende Bereich betäubt wird – wenn es gut geht. Was bei den Zähnen oft gut klappt, funktioniert bei der Prostata oder dem Knochen

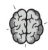# PSYCHOLOGISCHE BARRIEREN ÜBERWINDEN

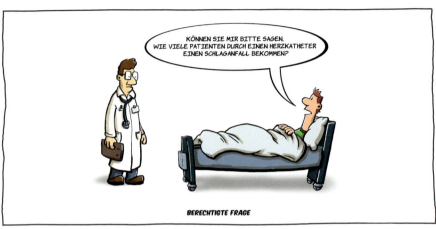
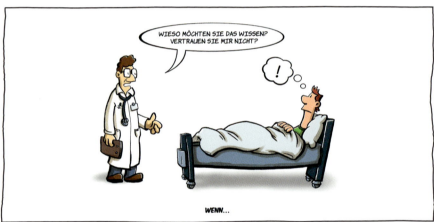
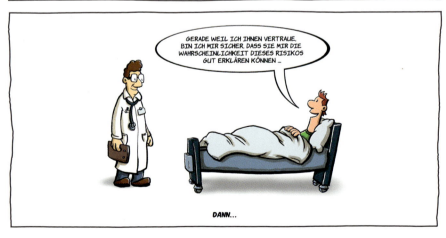

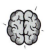

aber nicht so gut. Wenn Sie absolute Schmerzfreiheit möchten, bestehen Sie deshalb auf einem kurzwirksamen Narkosemittel, das gleichzeitig völlige Schmerzfreiheit herstellt. Solche Mittel gibt es und sie werden auch oft eingesetzt. Oft aber auch nicht, weil dies einen Mehraufwand bedeutet: Der Patient muss bis zum Aufwachen überwacht werden. Ist das Medikament gut dosiert, dauert es bis zum Aufwachen allerdings nicht länger als etwa 15 Minuten. Ich finde, das sollte Schmerzfreiheit wert sein.

***Wenn** mich der Arzt daraufhin vor der versammelten Visite als Weichei bezeichnet, **dann** lächle ich und sage: Lieber Herr Doktor, ich bin tatsächlich ein Weichei und vertraue darauf, dass Sie darauf Rücksicht nehmen. Denn ohne Narkose werde ich mir einen anderen Arzt suchen müssen, der dazu in der Lage ist.*

Oder Sie versuchen einmal das:

***Wenn** der Arzt sagt, das tut nicht weh, **dann** antworte ich so: Lieber Herr Doktor, ich schlage Ihnen vor, diese Maßnahme bei sich selbst vorzunehmen. Dabei beobachte ich Ihren Gesichtsausdruck ganz genau. Und wenn Sie nicht zucken, dann dürfen Sie auch bei mir ran.*

Gerne würde ich die Reaktion des Kollegen sehen, aber zugegeben: Dieser Wenn-dann-Plan ist nur etwas für ganz Forsche.

BEISPIEL: BEDENKZEIT

Besonders wertvoll sind Wenn-dann-Pläne, wenn es bei Ihrem nächsten Arzttermin um weitreichende medizinische Fragestellungen geht, beispielsweise ob Sie ein neues Medikament dauerhaft einnehmen sollen oder ob eine Operation durchgeführt werden soll. Falls solche Empfehlungen plötzlich auf Sie zukommen und Sie zu überrascht sind, um einen klaren Kopf zu behalten, wird Ihr behandelnder Arzt Ihnen sicher eine Bedenkzeit vorschlagen. Wenn nicht, sollten Sie sich für alle Fälle zwei Wenn-dann-Pläne zulegen:

***Wenn** ich zu überrascht bin, um eine Entscheidung zu treffen, **dann** bitte ich um Bedenkzeit und einen neuen Termin.*

So gewinnen Sie Zeit, um sich besser auf das Gespräch vorzubereiten.

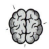

PSYCHOLOGISCHE BARRIEREN ÜBERWINDEN

Manchmal fühlt man sich so unter Druck, dass man eine sofortige Zustimmung erteilt, mit der man sich später jedoch nicht wohlfühlt, etwa während einer hektischen Sprechstunde oder während einer Arztvisite. In diesem Fall kann folgender Wenn-dann-Plan helfen:

***Wenn** ich mich mit einer Entscheidung nicht wohlfühle, **dann** ist es völlig in Ordnung, diese zu widerrufen und um einen neuen Gesprächstermin zu bitten.*

Auch hier gewinnen Sie wichtige Zeit, um zu einer besseren Entscheidung zu gelangen, mit der Sie dann auch wirklich einverstanden sind.

WENN-DANN-PLÄNE FÜR DIE VIER GRUNDTYPEN

Ich habe für Sie zu jedem der vier Grundtypen einige Wenn-dann-Pläne entwickelt. Vielleicht sind schon welche dabei, die zu Ihrer Patientensituation passen. Sie finden darin auch Inhalte, die sich auf den 5-Punkte-Plan aus dem Kapitel »Während des Arztbesuchs« beziehen.

TYP A – DIE ZUVERSICHTLICHE

- Wenn mir ein Arzt eine Behandlung empfiehlt, weil sie beispielsweise bestimmte Blutwerte verbessert, dann frage ich, inwieweit dadurch mein Erkrankungsrisiko abnimmt oder meine Lebenserwartung ansteigt.
- Wenn mir ein Arzt nach seiner Diagnose ohne sachliche Erläuterung der Therapiewirkung sagt: »Das kriegen wir schon hin!«, dann frage ich ihn, ob er mir konkrete Zahlen und aktuelle Studien nennen kann, die den Therapieerfolg belegen.
- Wenn ich ein Medikament schon länger einnehme und mich dabei schlechter fühle als zuvor, dann vereinbare ich einen Arzttermin und frage, ob es Studien gibt, die diese Nebenwirkung beschreiben.
- Wenn ich an meinem Körper eine komische Veränderung feststelle, dann verdränge ich das nicht, sondern greife zum Telefon und vereinbare einen Arzttermin.

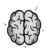

- Wenn ich unruhig werde, weil sich der Arzt Zeit nimmt, um mir Vor- und Nachteile genau zu erklären, dann sage ich, dass ich das gut finde, und höre gut zu.

TYP B – DER WARNER

- Wenn ich aus Angst vor einer schlimmen Diagnose nicht zum Arzt gehe, dann diskutiere ich das mit einem Freund, der mich gut kennt und beruhigen kann.
- Wenn mein Arzt ständig ohne genaue Risikoangaben gesunde Ernährung empfiehlt, weil ich sonst Krebs bekomme, dann suche ich die Zweitmeinung eines Arztes, der nicht mit Angst, sondern mit Sachlichkeit arbeitet.
- Wenn ich mich für eine nebenwirkungsreiche Therapie entscheiden soll, dann suche ich die Nähe von Menschen, die mich beruhigen können, und denke genau über Vor- und Nachteile nach.
- Wenn in der Presse besorgniserregend über eine Gesundheitsgefahr berichtet wird, dann achte ich darauf, ob absolute Zahlen genannt werden. Sind die Aussagen eher vage, entspanne ich mich.
- Wenn mein Arzt mir eine Therapie verordnet, weil ich mich sonst Gefahren aussetze, dann blicke ich ihm in die Augen und frage, ob er diese Gefahren anhand von absoluten Zahlen genau benennen kann.

TYP C – DIE VERNÜNFTIGE

- Wenn ich einen Kloß im Hals spüre, weil mein Arzt meine Frage überhört, dann lächle ich und stelle sie mit fester Stimme noch einmal.
- Wenn ich mich schnell für eine Therapie entscheiden muss, obwohl es sich nicht um einen Notfall handelt, dann bitte ich den Arzt um einen neuen Termin und bereite mich gut darauf vor.
- Wenn eine wichtige Therapie ansteht, dann nehme ich zum Aufklärungsgespräch eine impulsive Freundin mit, die darauf achtet, dass ich ausreichend zu Wort komme.
- Wenn der Arzt mir ein neues Medikament verschreibt, obwohl ich das alte gut vertragen habe, dann frage ich höflich, aber bestimmt nach den Gründen für den Wechsel.
- Wenn mein Arzt ein Medikament verordnet, nach dem Motto: »Das wird schon«, dann richte ich mich auf und sage: »Herr/Frau Doktor, können Sie dennoch bitte möglichst genau die Vor- und Nachteile in absoluten Zahlen

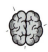

nennen?« Überhört er mich weiter, bleibe ich gelassen und hole ich mir eine Zweitmeinung bei einem anderen Arzt ein.

TYP D – DER SPONTANE

- Wenn mir ein Arzt eine Individuelle Gesundheitsleistung (IGeL) anbietet, dann frage ich erst, ob es seriöse Studien gibt, die den Nutzen dieser Behandlung belegen. Ich bitte um genaue Nennung dieser Studie, ob darin auch Nebenwirkungen beschrieben werden und was die Behandlung insgesamt kosten wird.
- Wenn mir ein Arzt empfiehlt, ein bewährtes Medikament abzusetzen und stattdessen das neueste Produkt einzunehmen, dann frage ich, ob es wissenschaftlich gesicherte Erkenntnisse über eine verbesserte Wirkung gibt. Falls der Arzt dazu Prozentzahlen nennt, frage ich, ob es sich um absolute oder relative Zahlen handelt.
- Wenn der Arzt mir zu einer einschneidenden Therapie wie einer Operation oder einer Chemotherapie rät, dann entscheide ich mich nicht sofort, sondern berate mich erst mit einem vernünftigen und vertrauten Menschen.
- Wenn mir zu einer Operation geraten wird, dann frage ich ganz genau nach den Chancen und Risiken einer solchen Operation.
- Wenn mir ein Arzt ständig neue Behandlungen anbietet, weil er mal wieder eine Fortbildung gemacht hat, dann hole ich mir eine Zweitmeinung bei einem Arzt ein, der für mich seriöse Sachlichkeit ausstrahlt.

ZU EINFACH, UM WAHR ZU SEIN?

Das alles klingt fast zu einfach, um wahr zu sein. Dennoch gibt es inzwischen viele Experimente, die die Wirksamkeit eines Wenn-dann-Plans zeigen konnten. Da man als Patient auf verschiedene Arten unter Druck geraten kann, ist es sinnvoll, verschiedene Wenn-dann-Pläne zu entwickeln und aufzuschreiben. Für die konkrete Planung Ihres nächsten Arztbesuchs überlegen Sie sich am besten, welche äußeren und inneren Hindernisse auftreten könnten, die ein aktives Erfragen guter Informationen stören könnten. Daraus entwickeln Sie dann drei Wenn-Halbsätze. Der jeweils folgende Dann-Halbsatz sollte eine konkrete Handlung beschreiben, die gut zu Ihnen passt und dem Arzt verdeutlicht, dass Sie auf Ihrem Recht bestehen, ein informierter Patient zu sein.

IHRE PERSÖNLICHEN WENN-DANN-PLÄNE

Bitte listen Sie zunächst mögliche Hindernisse auf, die Ihnen bei Ihrem Vorhaben, Ihrem Arzt berechtigte Fragen zu stellen und auf Antworten zu bestehen, im Weg stehen könnten:

Äußere Hindernisse

....
....
....
....
....

Innere Hindernisse

....
....
....
....
....

Verfassen Sie nun drei Wenn-dann-Pläne zum Überwinden dieser Hindernisse:

Wenn ....
.... ,
dann ....
....

Wenn ....
.... ,
dann ....
....

Wenn ....
.... ,
dann ....
....

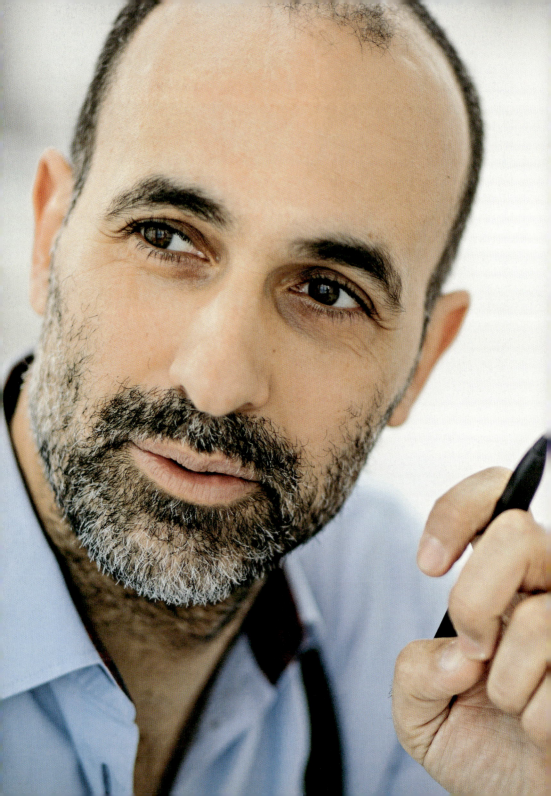

NACH DEM ARZTBESUCH

Sie haben sich mit Fragen aus dem 5-Punkte-Plan gewappnet und mit Wenn-dann-Plänen auch psychologisch auf den Arztbesuch vorbereitet. Doch viele Fragen können Ärzte derzeit nicht beantworten. Deshalb gilt es, den Arztbesuch noch einmal nachzubereiten und Bilanz zu ziehen. Falls wichtige Sachinformationen für eine gute Entscheidung fehlen, sollten Sie dafür auch Ihre eigene Lebenserfahrung und Bauchgefühle zurate ziehen.

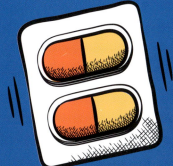

NACH DEM ARZTBESUCH

AUSWERTUNG DER ÄRZTLICHEN BERATUNG

Oft kann Ihr Arzt wichtige Fragen nicht beantworten, obwohl sie notwendig sind, um den Sinn einer medizinischen Therapie zu beurteilen. Das liegt vor allem daran, dass unsere Fachgesellschaften, die eigentlich die Aufgabe haben, derlei hochwertige Informationen für die Haus- und Fachärzte zu erarbeiten, dazu im Moment nicht bereit sind. Und es liegt daran, dass wir praktischen Ärzte diese Informationen nicht vehement von unseren Fachgesellschaften einfordern.

Dennoch sollten Sie auf jeden Fall erfahren, was Ihr Arzt wirklich weiß und wie er mit offensichtlichen Wissenslücken umgeht. Blockt er in einer überheblichen Weise ab oder gibt er offen zu, dass er wichtige Fragen nicht beantworten kann? Bemüht er sich, im Nachhinein gute Antworten auf Ihre Fragen zu finden? Ist er vielleicht sogar erfreut darüber, dass sich ein Patient aktiv an der Entscheidungsfindung beteiligt? Denn nur so können letztlich Entscheidungen getroffen werden, hinter denen sowohl Arzt als auch Patient langfristig stehen können. All dies sind wichtige Informationen für Sie, die Ihnen zeigen, in welchen Händen Sie sich befinden.

DEN ARZTBESUCH NACHBEREITEN

Nach dem Gespräch mit dem Arzt gilt es, Bilanz zu ziehen. Besonders dann, wenn Ihr Arzt eine lebenslange Medikamenteneinnahme empfiehlt oder zu einer nebenwirkungsreichen Therapie oder Operation rät, sollten Sie sich Zeit für Ihre Entscheidung nehmen. Lassen Sie die Beratungssituation noch einmal auf sich wirken, am besten noch am selben Tag in einer ruhigen Atmosphäre. Gehen Sie dann die folgenden Checklisten des 5-Punkte-Plans systematisch durch. Denken Sie daran: Auch wenn Sie in der Sprechstunde einer Behandlung bereits zugestimmt haben, weil Sie sich vielleicht unter Druck fühlten, können Sie diese Zustimmung jederzeit widerrufen, wenn Sie nach einer gründlichen Überlegung zu Hause zu einer anderen Entscheidung kommen.

Die Checklisten sollen Ihnen dabei helfen, sich abschließend einen Überblick zu verschaffen: Wie viel Studienwissen spricht für den Behandlungsvorschlag, welche therapeutische Erfahrung des Arztes spricht dafür und welchen Gesamteindruck haben Sie bekommen?

PUNKT 1
WIE HEISST MEINE ERKRANKUNG, UND WIE LAUTET DAS ZIEL DER VORGESCHLAGENEN BEHANDLUNG?

Frage	*Notizen zur Antwort des Arztes* *War sie:* • Klar und gut verständlich oder • unklar und unverständlich oder sogar • ausweichend und ablehnend?	*Bin ich mit der Antwort zufrieden?*	
		Ja	*Nein*
Wie lautet die Diagnose, und zwar sowohl die fachliche Bezeichnung als auch die deutsche Beschreibung?			
Welche Behandlung wurde empfohlen?			
Wie lautet das Behandlungsziel?			
Handelt es sich nur um eine Ersatzwirkung, oder werde ich einen Behandlungserfolg selbst als echten Vorteil spüren?			
Therapeutische Erfahrung: Wie viele Patienten mit dieser Diagnose hat mein Arzt schon behandelt?			

PUNKT 2
WELCHE VORTEILE BRINGT MIR DIE VORGESCHLAGENE BEHANDLUNG IM VERGLEICH ZUM NATÜRLICHEN HEILUNGSVERLAUF (OHNE THERAPIE)?

Frage	*Notizen zur Antwort des Arztes* *War sie:* • *Klar und gut verständlich oder* • *unklar und unverständlich oder sogar* • *ausweichend und ablehnend?*	*Bin ich mit der Antwort zufrieden?*	
		Ja	*Nein*
Gibt es Studien, in denen die vorgeschlagene Maßnahme (Operation, Medikament oder Untersuchung) besser abschneidet als eine Placebobehandlung (Nichtbehandlung)?			
Welche Qualität haben diese Studien? Sind darunter auch Studien mit der höchsten Qualitätsklasse nach der Evidenzbasierten Medizin (1er-Studien)?			
Haben Sie positive Erfahrungen mit der vorgeschlagenen Therapie gemacht, und wie geht es diesen Patienten heute?			
Kennen Sie Patienten, die sich für eine Nichtbehandlung entschieden haben, und wissen Sie, wie es diesen heute im Vergleich zu den behandelten Patienten geht?			

PUNKT 3
WAS BEDEUTEN DIESE VORTEILE KONKRET FÜR MICH?

Frage	Notizen zur Antwort des Arztes War sie: • Klar und gut verständlich oder • unklar und unverständlich oder sogar • ausweichend und ablehnend?	Bin ich mit der Antwort zufrieden?	
		Ja	Nein
Bei Therapien, die das Risiko für z.B. Herzinfarkt, Schlaganfall, Krebs senken wollen: Gibt es Prozentangaben bezüglich der Risikominderung und sind diese relativ oder absolut?			
Wie viele Patienten müssen behandelt werden, damit bei einem das gewünschte Therapieziel erreicht wird (wie hoch ist die NNT)?			
Ist die Therapie anhand mehrerer Untergruppen geprüft, und welche trifft auf mich zu?			
Bei Therapien, die auf eine Lebensverlängerung zielen: Wie hoch ist der mittlere Gewinn an Lebenszeit in Tagen bis Jahren, der mit dieser Therapie erzielt wird?			
Was bringt mir Ihrer Einschätzung nach diese Therapie wirklich?			

PUNKT 4
MIT WELCHEN NACHTEILEN UND NEBENWIRKUNGEN MUSS ICH RECHNEN?

Frage	Notizen zur Antwort des Arztes War sie: • Klar und gut verständlich oder • unklar und unverständlich oder sogar • ausweichend und ablehnend?	Bin ich mit der Antwort zufrieden?	
		Ja	Nein
Erhöhe ich mit dieser Therapie die Wahrscheinlichkeit, länger zu leben (Frage nach dem Gesamtnutzen)?			
Gibt es absolute Risikoangaben zu Nebenwirkungen?			
Könnten Sie mit mir auf dem Beipackzettel die Nebenwirkungen durchgehen, inklusive der dort angegebenen Häufigkeiten?			
Sind Wechselwirkungen zwischen meinen Medikamenten im Beipackzettel angegeben?			
Sind meine Werte im Vergleich zur Norm leicht oder stark erhöht?			
Gehöre ich in die Behandlungsgruppe der Primär- oder der Sekundärprävention?			
Wie schätzen Sie die Gefahr von Nebenwirkungen ein?			

PUNKT 5
GIBT ES ECHTE ALTERNATIVEN ZU DIESEM BEHANDLUNGSVORSCHLAG, UND WIE SIND DIESE IM VERGLEICH EINZUSCHÄTZEN?

Frage	*Notizen zur Antwort des Arztes* *War sie:* • *Klar und gut verständlich oder* • *unklar und unverständlich oder sogar* • *ausweichend und ablehnend?*	*Bin ich mit der Antwort zufrieden?*	
		Ja	*Nein*
Gibt es echte Alternativen zum Behandlungsvorschlag und wie sind diese im Vergleich einzuschätzen?			
Gibt es Grafiken oder Faktenboxen, die Nutzen und Nebenwirkungen der Behandlungsalternativen in absoluten Zahlen anschaulich verdeutlichen?			
Wissen Sie, wer die entsprechenden Studien finanziert hat oder wie stark die Interessenskonflikte der Leitlinienautoren sind?			
Gesamteinschätzung: Was würden Sie einem Mitglied Ihrer Familie, Ihrem Mann oder Ihrer Frau, Ihren Eltern oder Geschwistern empfehlen, wenn diese in der gleichen Situation wären, wie ich es bin?			

ALLGEMEINER EINDRUCK DER BERATUNGSSITUATION

Zusätzlich zu den inhaltlichen Informationen bezüglich Studienwissen und therapeutischer Erfahrung sollten Sie durchaus auch den allgemeinen Gesamteindruck der Beratungssituation bewerten.

	Ja	*Geht so*	*Nein*	*Beobachtungen*
Wirkte die Umgebung kompetent und angemessen?				
Haben sich die Mitarbeiter kompetent und angemessen verhalten?				
War die Praxis gut organisiert?				
Hatte ich den Eindruck, dass man mir etwas verkaufen wollte?				
War der Arzt freundlich und auf mich konzentriert?				
Stand der Arzt beim Gespräch unter Zeitdruck?				
Fühlte ich mich persönlich unter Druck gesetzt?				
Weiteres Kriterium:				

GESAMTEINDRUCK

Ich fühlte mich gut aufgehoben.				

ENTSCHEIDUNGSPHASE – LASSEN SIE SICH ZEIT

Bevor Sie sich für oder gegen den Behandlungsvorschlag entscheiden, möchte ich Ihnen eine kleine Geschichte erzählen. Sie hat sich genau so zugetragen.

Bei einer jungen Frau wurde Brustkrebs festgestellt. Der Tumor wurde in einem Krankenhaus entfernt. Nach der Operation teilte man ihr mit, dass man nun mit der Chemotherapie beginnen wolle. Weil alle vergleichbaren Patientinnen auf dieser Station diese Therapie erhielten, stellte die junge Frau diese auch nicht infrage. Hellhörig wurde sie jedoch, als die Stationsärztin ihr die negativen Folgen der Chemotherapie auf eine zukünftige Schwangerschaft erläuterte. Denn ein Kind zu bekommen war der Herzenswunsch der jungen Frau, und die Chemotherapie würde diesen Wunsch in weite Ferne rücken lassen. Sie überlegte, die Behandlung abzulehnen. Doch um abschätzen zu können, welchen Gefahren sie sich selbst durch eine Ablehnung aussetzt, benötigte sie bessere Informationen. Erst jetzt stellte sie die entscheidende Frage. Eine Frage, die eigentlich jeder Arzt von sich aus bei jeder Aufklärung beantworten müsste: Welche Vorteile bringt mir eine Chemotherapie gegenüber einer Nichtbehandlung?

Sie machte nun eine Erfahrung, die auch Sie öfters machen werden: Kein Arzt konnte ihr diese Frage ausreichend beantworten. Dennoch war es für ihre Entscheidungsfindung sehr wichtig, diese Frage zu stellen, aus zwei Gründen.

- Der jungen Frau wurde dadurch bewusst, dass ihre Ärzte gar nicht wissen, ob die Chemotherapie nach einer Brustkrebsoperation Vorteile gegenüber einer Nichtbehandlung hat. Wenn die Situation also offensichtlich unklar ist, wird die Ablehnung der Chemotherapie zu einer vernünftigen Entscheidungsmöglichkeit. Wie soll ein Arzt zu einer Therapie raten, wenn er gar nicht weiß, wieso?

Infolgedessen entschied sich die Patientin gegen eine Chemotherapie, und diese Entscheidung wurde von den Ärzten auch respektiert. Das führt zum zweiten Punkt, warum es wichtig ist, Fragen aus dem 5-Punkte-Plan zu stellen, selbst dann, wenn die Ärzte diese nicht befriedigend beantworten können.

NACH DEM ARZTBESUCH

- Im Falle der jungen Frau wurde den beteiligten Ärzten durch diese Frage erst bewusst, dass sie ihre Patientinnen jahrelang einer heftigen, nebenwirkungsreichen Therapie aussetzten, ohne genau darüber nachzudenken, ob diese Therapie tatsächlich Vorteile bringt. Von der Stationsärztin bis zum Chefarzt löste dieses Eingeständnis tatsächlich eine gewisse Betroffenheit aus, die Folgen hatte.

DEN UMDENKPROZESS AUSLÖSEN

Drei Wochen nach der Entlassung nach Hause erhielt die junge Frau Post aus dem Krankenhaus. Es handelte sich um ein englischsprachiges Formular mit dem Titel »Shared Decision Making« (gemeinsame Entscheidungsfindung), das mit handschriftlichen deutschen Erläuterungen versehen war (das gleiche wie auf S. 74). »Shared Decision« bedeutet, dass anhand dieses Formulars eine gemeinsame Entscheidung von Arzt und Patient erleichtert wird. In diesem Formular wurden in einfachen Grafiken die Überlebenschancen nach Brustkrebs nach einer Operation bezogen auf jeweils 100 Patientinnen und einen Zeitraum von zehn Jahren dargestellt. Und zwar ohne Chemotherapie und mit Chemotherapie. Das war zwar immer noch keine ausreichende Information – so fehlten beispielsweise Angaben zu Interessenskonflikten und Hintergründen dieses Formulars –, aber immerhin ein Anfang.

Die Patientin hat sich gegen die Therapie entschieden, ist heute gesund und hat inzwischen ein gesundes dreijähriges Kind. Zu den Ärzten im Krankenhaus hat sie ein besonderes Vertrauen aufgebaut und würde sich jederzeit wieder von ihnen behandeln lassen – weil sie ihre Entscheidung respektiert haben und weil sie sich im Nachhinein bemüht haben, die berechtigten Fragen ihrer Patientin zumindest einigermaßen zu beantworten. Sicher sollte es die Regel sein, dass Ärzte die Fragen aus dem 5-Punkte-Plan sofort beantworten können. Doch bis dahin sind gut fragende Patienten ganz sicher ein maßgeblicher Beschleuniger, dieses Ziel zu erreichen.

ENTSCHEIDUNGSPHASE – LASSEN SIE SICH ZEIT

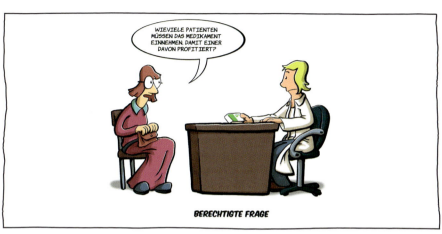

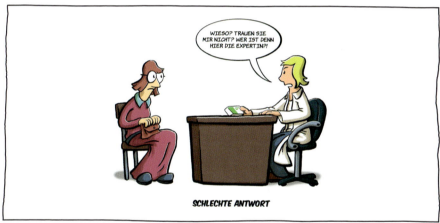

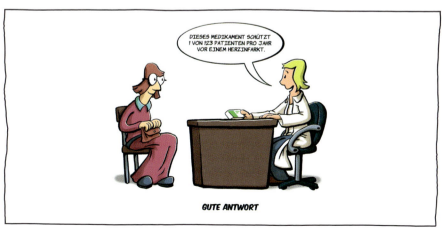

NACH DEM ARZTBESUCH

DIE ENTSCHEIDUNG – AUCH EINE ABWÄGUNG NACH GEFÜHL

Unklare Entscheidungssituationen sind in der Medizin leider häufig. Durch den 5-Punkte-Plan haben Sie dennoch die bestmögliche Entscheidungsgrundlage geschaffen. Da oft ganz eindeutige und hochwertige Studienergebnisse für eine Behandlung fehlen, steht am Ende des Entscheidungsprozesses meist eine Abwägung nach Gefühl. Und wie wir bereits besprochen haben, sind Bauchgefühle Ausdruck emotionaler Intelligenz und führen häufig zu guten Entscheidungen. Anhand Ihrer eigenen Lebenserfahrung können Sie demnach durchaus einschätzen, ob Sie Informationen erhalten haben, die einen kompetenten und ehrlichen Hintergrund haben oder rein auf Industrieinteressen und Desinformation setzen. Deshalb trauen Sie sich nun und schreiten Sie zur abschließenden Bewertung.

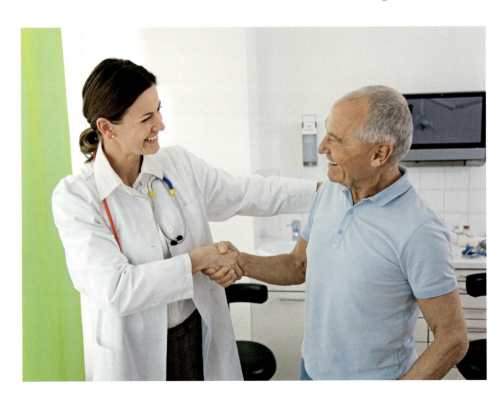

ENTSCHEIDUNGSFINDUNG:
IST DIE VORGESCHLAGENE BEHANDLUNG DIE RICHTIGE FÜR MICH?

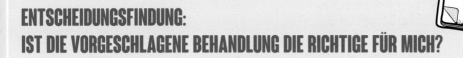

	Ja	*Nein*
Bin ich von der Studienlage überzeugt?		
Gibt es weiteren Informationsbedarf?		
Bin ich von der therapeutischen Erfahrung des Arztes überzeugt?		
Gibt es weiteren Informationsbedarf?		
Geht es eindeutig um meine Patienteninteressen und nicht um die von anderen?		

ICH ENTSCHEIDE MICH FÜR FOLGENDES VORGEHEN:

1. Ich willige in die Therapie ein.		
2. Ich lehne die Therapie ab.		

3. Ich möchte vor der Entscheidung noch folgende Informationen:

....

....

ENTSCHEIDUNGSFINDUNG BANDSCHEIBENOPERATION

Eine 50-jährige Patientin leidet unter chronischen Rückenschmerzen. Sie wurde bereits intensiv mit Krankengymnastik und Rückentraining therapiert, aber die Schmerzen kommen immer wieder. Ihr wird nun eine Bandscheibenoperation empfohlen. Ihre erste Überlegung lautet: Welche Behandlungsziele sind für sie die wichtigsten? Sie notiert:
- *Dauerhaft weniger Schmerzen*
- *Bessere Beweglichkeit*

Aus dem 5-Punkte-Plan sucht sie sich nun die Fragen aus, die sie ihrem Chirurgen stellen möchte, bevor sie eine Entscheidung für oder gegen die Operation trifft.
Nach dem Beratungsgespräch notiert sie, ob die Antworten des Arztes ausreichen, um den Nutzen der Operation deutlich werden zu lassen.

Meine Fragen an den Arzt	*Wie war die Antwort des Arztes?* • *Klar, verständlich* • *Unklar, unverständlich* • *Ausweichend, ablehnend*
Ist durch Studien gesichert, dass diese Operation meine Schmerzen dauerhaft mindert, dass ich beweglicher und belastbarer sein werde als ohne Operation?	Sagt ja, konnte diese Studien aber nicht benennen
Welche Qualität hat diese Studie, in welche Evidenzklasse der Evidenzbasierten Medizin ist sie eingestuft?	Dazu gab es eine schwer verständliche Antwort, also eher ausweichend
Wer hat die Studie finanziert?	War sehr überrascht über diese Frage und konnte sie letztlich auch nicht beantworten
Wie wahrscheinlich ist es, dass ich tatsächlich von dieser Operation profitiere? *Wie viele Patienten mit meinem Krankheitsbild müssen ebenso behandelt werden, damit es einem von ihnen dauerhaft besser geht?*	Auch dazu keine genauen Angaben

Mit welchen Nebenwirkungen muss ich rechnen, beispielsweise noch größere Schmerzen als vorher? Wie viele Patienten müssen operiert werden, damit einer unter diesen Nebenwirkungen zu leiden hat?	Ebenfalls eher ausweichende Antworten
Haben Sie schon viele vergleichbare Patienten operiert? Wie schätzen Sie den Langzeiterfolg ein?	Ca. 300; gibt an, dass er kaum einen Patienten kennt, der nicht zufrieden nach der Operation war
Würden Sie Ihrer Schwester an meiner Stelle zu dieser Operation raten?	Zog die Augenbrauen hoch und sagte: Natürlich, was glauben Sie denn

BEWERTUNG

Bin ich von der Studienlage überzeugt?	Nein	
Gibt es weiteren Informationsbedarf?	Ja, deutlich	
Bin ich von der therapeutischen Erfahrung des Arztes überzeugt?	Ja, aber ...	
Gibt es weiteren Informationsbedarf?	Ich habe den Verdacht, dass der Arzt Misserfolge ausblendet und seine Erfolge zu unkritisch bewertet	
Schätze ich die Gesamtsituation patientenorientiert ein?	Ausstattung der Praxis ja	Beratung nein, erinnert mich mehr an ein Verkaufsgespräch

ICH ENTSCHEIDE MICH FÜR FOLGENDES VORGEHEN:

Ich lehne die Therapie vorläufig ab.
Vor einer Zustimmung möchte ich folgende Punkte klären:
- Gespräch mit mindestens zwei Patienten, die von diesem Arzt operiert worden sind
- Die Erklärung mindestens einer Studie, die operierte mit nichtoperierten Patienten vergleicht
- Ich hole mir eine Zweitmeinung bei einem anderen Rückenchirurgen ein

ENTSCHEIDUNGSFINDUNG CHOLESTERINSENKUNG

Ein 70-jähriger Patient hat einen erhöhten Cholesterinspiegel und starke Ablagerungen in der Halsschlagader. Der Vater war ab dem 50. Lebensjahr wegen eines Schlaganfalls gelähmt. Der Arzt empfiehlt Cholesterinsenker (Statine). Der Patient vereinbart einen weiteren Beratungstermin und bereitet sich auf diesen Besuch vor. Er legt seine wünschenswerten Behandlungsziele vorher fest:
- *Schutz vor Schlaganfall*
- *Wenig Nebenwirkungen*

Danach stellt er seine Fragenliste zusammen und trägt später die Antworten seines Arztes ein.

Meine Fragen an den Arzt	Wie war die Antwort des Arztes? • Klar, verständlich • Unklar, unverständlich • Ausweichend, ablehnend
Gehöre ich in die Gruppe der Primär- oder der Sekundärprävention?	Klare Antwort: Sekundärprävention
Ist durch Studien gesichert, dass durch die Einnahme dieses Medikaments in meiner Altersgruppe weniger Schlaganfälle auftreten als ohne?	Ja, mehrere Placebostudien haben gezeigt, dass dieses Medikament bei so stark gefährdeten Patienten, wie ich es bin, zu weniger Schlaganfällen führt
Wie viele Patienten müssen in der Sekundärprävention dieses Medikament einnehmen, damit einer von ihnen vor einem Schlaganfall geschützt wird?	Pro Jahr ca. 500; in 10 Jahren 50; ähnlich schützt dieses Medikament auch vor Herzinfarkt und verlängert auch die Lebenserwartung
In welche Evidenzklasse der Evidenzbasierten Medizin ist diese Studie eingestuft?	1er-Studien, placebokontrolliert

Wie schätzen Sie aufgrund Ihrer ärztlichen Erfahrung dieses Medikament ein?	Früher zu häufig verschrieben; in der Primärprävention ist der Nutzen unklar; typische Nebenwirkungen wie Muskelschmerzen oder Leberwerterhöhungen müssen genau beachtet werden, um das Medikament zu wechseln oder ganz abzusetzen
Würden Sie mir das Medikament auch verschreiben, wenn ich Ihr Vater wäre?	Lächelte sympathisch, hielt kurz inne und sagte mit klarer Stimme: Ja, wenn er es gut verträgt.

BEWERTUNG

Bin ich von der Studienlage überzeugt?	Ja
Bin ich von der therapeutischen Erfahrung des Arztes überzeugt?	Ja
Schätze ich die Gesamtsituation patientenorientiert ein?	Ja

ICH ENTSCHEIDE MICH FÜR FOLGENDES VORGEHEN:

Ich entscheide mich für die Therapie.
Ich achte danach besonders auf typische Nebenwirkungen. Treten diese auf, weiß ich, dass mein Arzt mich ernst nehmen wird.

NACH DEM ARZTBESUCH

MEDIKAMENTE UND TYPISCHE NEBENWIRKUNGEN

Die Biologin und Medizinjournalistin Cornelia Stolze hat in ihrem Buch *Krank durch Medikamente* eine ausführliche Liste von Medikamenten und deren typischen Nebenwirkungen aufgeführt. Sie ist 50 Seiten lang und würde den Rahmen meines Buches sprengen. Deshalb habe ich im Anhang eine kleine Auswahl häufiger Nebenwirkungen zusammengestellt, die Medikamente verursachen können. Sie ist nur beispielhaft. Wer speziell das Thema Nebenwirkungen von Medikamenten genauer nachlesen möchte, dem empfehle ich das oben genannte Buch.

Die Tabelle auf S. 150ff. könnte endlos weitergeführt werden. Die genannten Medikamente können richtig eingesetzt Leid lindern und sogar Leben retten. Aber sie – und unzählige andere – können auch zu vielen Problemen führen, die oft als Nebenwirkungen dieser Medikamente verkannt werden. Ganz besonders missdeutet wird die Zunahme von Demenz- und Alzheimer-Erkrankungen als Folge von falscher Ernährung, hohem Cholesterin, Bewegungsmangel, Übergewicht oder sonstigen irreführenden Erklärungsversuchen. Sie sind meiner Meinung nach vor allem die Nebenwirkungen des massenhaften Missbrauchs von Schlaf- und Beruhigungsmitteln. Eine Million älterer Menschen ist in Deutschland davon abhängig, nimmt sie also fast täglich ein! Sind Sie als Angehöriger betroffen, schauen Sie genau nach, welche Medikamente regelmäßig eingenommen wurden. Schauen Sie in die Schubladen von Küche, Bad und Schlafzimmer. Sind es Schlaf- und Beruhigungsmittel, besprechen Sie mit einem kompetenten Arzt, wie ein Medikamentenentzug angegangen werden könnte.

Fallen Ihnen Beschwerden nach einer Medikamenteneinnahme auf, sprechen Sie unbedingt mit Ihrem Arzt darüber, ob dies nicht Nebenwirkungen Ihrer eigenen Medikamente sein können. Machen Sie gegebenenfalls nach Absprache mit Ihrem Arzt einen Auslassversuch. Dann zeigt sich, ob die Probleme nach Absetzen des Medikaments wieder verschwinden.

Obwohl ich folgenden Zusammenhang schon ein paar Mal erwähnt habe, möchte ich ihn Ihnen als wichtige Faustregel für informierte Patienten noch einmal mit auf den Weg geben: **Wenn therapeutische Erfahrung und medizinische Studien nicht eindeutig für einen großen Vorteil des Behandlungsvorschlags sprechen, ist die Entscheidung für eine Nichtbehandlung immer eine vernünftige Möglichkeit.**

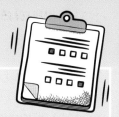

THERAPIEKONTROLLE – INDIVIDUELLE WIRKUNGEN ÜBERPRÜFEN

Falls Sie sich für die Behandlung entscheiden, sollten Sie nach einigen Tagen und Wochen anhand der folgenden Checkliste einschätzen, was diese Behandlung bei Ihnen bewirkt hat. Dies ist wichtig, weil auch bei eindeutiger Studienlage die Therapie für Sie ganz persönlich andere Auswirkungen haben kann, positiv oder negativ, die Sie Ihrem Arzt unbedingt mitteilen sollten. Nehmen Sie die Checkliste zur Therapiekontrolle zu Ihrem nächsten Arztbesuch mit und fragen Sie ihn, ob etwas an Ihrer Therapie geändert werden sollte.

CHECKLISTE ZUR ÜBERPRÜFUNG MEINER BEHANDLUNG

Meine Behandlung (Operationen, Eingriffe oder Medikamenteneinnahmen):

Beginn meiner Behandlung:

Wie ging es mir vorher:

Wie geht es mir heute im Vergleich dazu:

Positiv:

Negativ:

Habe ich Nebenwirkungen beobachtet? Welche:

Was hätte ich gern anders:

Welche Fragen möchte ich bei meinem nächsten Arztbesuch klären:

NACH DEM ARZTBESUCH

ARZTWAHL UND BEHANDLUNGS-INFORMATIONEN – DIE SUCHE IM INTERNET

Ich werde häufig gefragt, ob ich Ärzte kenne, die so denken wie ich, und wie man kritische Ärzte, die berechtigte Patientenfragen partnerschaftlich beantworten, finden kann. Ich kenne keine Internetplattform, die die ärztliche Beratungsqualität in Arztpraxen nach sinnvollen Kriterien ausreichend bewertet. Es werden häufig äußere Faktoren abgefragt, etwa Praxisorganisation, Freundlichkeit oder Zeitrahmen. Dies alles ist nicht unerheblich, jedoch sagt es nichts darüber aus, wie sich dieser Arzt verhält, wenn Sie Fragen aus dem 5-Punkte-Plan stellen, und vor allem, ob er in der Lage ist, diese Fragen auch zu beantworten. Im Zweifel würde ich den ruppigen Arzt, der mich aber korrekt über das tatsächliche Studienwissen informiert, dem freundlichen mit großen Wissenslücken vorziehen.

Internetbewertungen zu Ärzten haben zudem das Problem, dass, wenn nur wenige Bewertungen vorliegen, schon eine einzige unfaire Bewertung den Eindruck verfälscht. Das kann beispielsweise dann der Fall sein, wenn ein Patient auf einer unnötigen oder vielleicht gefährlichen Behandlung bestanden hatte, die der Arzt aus Sorgfaltspflicht nicht rezeptieren wollte. Deswegen sollte man bezüglich der Bewertungen in solchen Portalen vorsichtig sein. Ich kenne auch kommerzielle Bewertungsunternehmen, die Arztpraxen entsprechende Bildschirme ins Wartezimmer stellen, auf denen die Patienten die gerade erfolgte Behandlung sofort bewerten können. Da Ärzte für diesen Service bezahlen, frage ich mich, ob es über solche Angebote zu objektiven Auswertungen kommen kann oder ob das Ganze nicht vielmehr eine Marketingmaßnahme für die bezahlenden Arztpraxen darstellen soll.

Eine Homepage möchte ich jedoch empfehlen: *www.mezis.de*. Dies ist die Homepage der 2007 gegründeten Initiative unbestechlicher Ärztinnen und Ärzte, Mezis ist die Abkürzung für: **M**ein **E**ssen **Z**ahle **I**ch **S**elbst. Mezis-Ärzte lehnen Propaganda, Fortbildungen und sonstige Vergünstigungen durch die Pharmaindustrie ab, weil sie ihre Patienten vor Übertherapie schützen wollen. Ein hoher Anspruch, doch bisher hatte ich keinen Anlass, daran zu zweifeln. Auf der Homepage gibt es auch eine Suchfunktion, mit deren Hilfe Sie Ärzte und Ärztinnen in Ihrer Nähe finden können, die sich dieser Initiative angeschlossen haben.

BEHANDLUNGSINFORMATIONEN – MIT VORSICHT ZU GENIESSEN

Es gibt eine Unmenge von medizinischen Informationsportalen im Internet. Mir ist jedoch so gut wie keines bekannt, das tatsächlich unabhängig Patienten informiert. Ich mache hier stets die Nagelprobe bei den Themen Cholesterin und Ernährung und stelle fest, dass keine dieser Plattformen die tatsächliche aktuelle Studienlage als Basis nimmt. Im Gegenteil: Es wimmelt von industriefreundlichen Schönfärbungen oder seltsamen Weltanschauungen. Auch auf den ersten Blick unabhängige Patienten-Selbsthilfeorganisationen entpuppen sich bei genauem Hinsehen als verlängerte Marketingabteilungen von Pharmaunternehmen. Im Impressum sind meist irgendwelche Agenturen aufgeführt, und wenn man ein bisschen recherchiert, erkennt man deren Finanzierung.

Eine der ganz wenigen Ausnahmen ist das *www.arzneitelegramm.de*. Das Arznei-Telegramm ist die einzige mir bekannte Informationsplattform, die wissenschaftliche Studien zu Medikamenten sachlich korrekt und praxisnah wiedergibt, für jeden Arzt ein Muss. Auch Patienten können sich hier informieren, allerdings nur in Fachsprache. Geben Sie bei der Stichwortsuche Ihre Medikamente ein und klicken Sie dann die erscheinenden Dateien an. Zumindest das jeweils am Ende des Beitrags stehende fett gedruckte Fazit kann Ihnen wichtige Informationen liefern. Am besten drucken Sie diesen Artikel aus und besprechen ihn mit Ihrem Arzt. Allerdings sind die allerneuesten Ausgaben des Arznei-Telegramms den Abonnenten vorbehalten, denn der Informationsdienst ist werbefrei und finanziert sich ausschließlich über Abonnements. Ein Hauptgrund, warum Sie diesen Seiten trauen können. Ist Ihr Arzt sogar Abonnent des Arznei-Telegramms, zeigt Ihnen dies zusätzlich, dass er sich um unabhängige Informationen erfolgreich bemüht.

SCHLUSSGEDANKEN: STARKER PATIENT, STARKES GESUNDHEITSSYSTEM

Jeder möchte ihn: den starken, gut informierten Patienten, der auf der Grundlage guter Informationen gemeinsam mit seinem Arzt entscheidet, welche Behandlung für ihn die beste ist. Bundesregierung, Gesundheitspolitiker, Ärztekammern, Krankenkassen, ja sogar Pharmafirmen werden nicht

NACH DEM ARZTBESUCH

müde, dieses gut klingende Ziel zu fordern. Doch das sind Lippenbekenntnisse, denn will man ihn wirklich? Die klare Antwort lautet: nein. Warum nicht? Ganz einfach: weil es geschäftsschädigend wäre.

Versetzen Sie sich einmal in die Lage eines Pharmachefs. Er hat ein neues, vielversprechendes Medikament entwickeln lassen, das jedoch auch schwerwiegende Nebenwirkungen haben könnte. Für die Zulassung des Medikaments bedarf es nun einer Studie, in der die Vorteile die Nachteile deutlich überwiegen. Zur Durchführung dieser Studie wird ein Medizinprofessor einer Universität beauftragt. Da es um viel Geld geht, soll nichts dem Zufall überlassen werden. Also wählt man den Forscher aus, der dazu bereit ist, Ergebnisse zugunsten des neuen Medikaments zu schönen. Einen solchen Professor nennt man im Pharmajargon Mietmaul.

Der Pharmachef steht unter Druck, so zu handeln. Würde er einen redlichen Forscher auswählen, der Forschungsergebnisse objektiv und gut verständlich darstellt, würde sein Unternehmen vielleicht sehr viel Geld verlieren. Aber wer erzeugt diesen Druck eigentlich? Die Eigentümer des Pharmaunternehmens, sprich die Aktionäre, und das bedeutet unter Umständen wir selbst! Weil vielleicht unsere Lebensversicherung in Pharmaaktien investiert hat. Streng genommen macht der Pharmachef also nur seinen Job, er würde ihn sonst verlieren. Das ist alles andere als akzeptabel, aber die logische Folge einer langen Reihe falscher Entscheidungen in der Gesundheitspolitik, die massenhafte Übertherapien geradezu unausweichlich machen.

AUF DEM WEG IN EIN VERKRANKUNGSSYSTEM

Wir leben am Beginn des 21. Jahrhunderts, das dem Zeitgeist der Ökonomisierung unterliegt. Man erzählt uns, alles würde durch die Marktwirtschaft, sprich Privatisierung und Wettbewerb, besser. Nicht, dass Marktwirtschaft ein schlechtes System ist. Ich lebe gern in einer freien Marktwirtschaft, doch nicht in allen Bereichen führt sie automatisch zu den besten Ergebnissen. Dies zeigt die bisher größte Vergleichsstudie zweier Wirtschaftssysteme, in der die Auswirkungen der Marktwirtschaft gegenüber einer staatlich gesteuerten Planwirtschaft 40 Jahre lang ausführlich für alle Lebensbereiche deutlich wurden: BRD vs. DDR. Bei der Frage, welches System die besseren Autos hervorbrachte, ist die Antwort augenfällig. Bei der Frage, wer das bessere Gesundheitssystem hatte, fällt die Antwort nicht so eindeutig aus. Es gibt Lebensbereiche einer Gesellschaft, die eine solidarische Gemeinschaftsaufgabe

SCHLUSSGEDANKEN: STARKER PATIENT, STARKES GESUNDHEITSSYSTEM

darstellen und nicht allein dem Wettbewerb überlassen werden sollten. Das Gesundheitswesen ist ein solcher Bereich. Die Frage, wie gut es ist, lässt sich nicht einfach anhand von PS-Zahlen messen. Höher, weiter, größer bedeutet nicht immer auch gesünder. Oft ist das Weniger, das Reduzierte bis hin zum kompletten Weglassen die bessere Therapie. Doch damit wird sie ökonomisch unattraktiv, und genau da liegt das Grundproblem. Denn Marktwirtschaft zielt auf Wachstum. Und dennoch werden in der Gesundheitspolitik seit Jahren alle Weichen in Richtung Ökonomisierung gestellt – mit den folgenden Auswirkungen.

PRIVATISIERUNG VON KRANKENHÄUSERN

Durch neue Abrechnungssysteme wurde es öffentlichen Trägern von Krankenhäusern, also Städten oder Landkreisen, immer schwerer gemacht, eine verantwortungsvolle Patientenbehandlung und anständige Personalpolitik ohne starke Verluste zu finanzieren. Öffentliche Krankenhäuser werden dadurch regelrecht in die Pleite getrieben. Die Rettung nahte in Form von Krankenhausprivatisierungen selbst von Universitätskliniken durch große Gesundheitskonzerne. Mit den immer gleichen Folgen: Personalabbau und Vervielfachung unnötiger Behandlungen. Je mehr, desto höher der Profit und desto höher die Bonuszahlungen an die Geschäftsführer und Chefärzte. Gesund wird dabei jedoch vor allem der Aktienkurs, oft auf Kosten der Patienten. Und die Politik feiert das auch noch als Erfolg.

UMWANDLUNG DER FREIEN ARZTPRAXEN IN GMBHS

Eine ähnliche Entwicklung nimmt die freie Arztpraxis, die bisher als unabhängige Instanz zwischen Patient und Krankenhäusern angelegt war. Bürokratie und kryptische Abrechnungssysteme machen die Arbeit für redliche Ärzte immer schwerer. Viele geben auf und finden keine Nachfolger. Doch auch hier naht die scheinbare Rettung: Die Politik erlaubt es Unternehmen seit 2004, ambulante Medizin anzubieten, indem sie Ärzte anstellen und Kassenzulassungen kaufen dürfen. Eine solche als GmbH organisierte Praxis nennt sich Medizinisches Versorgungszentrum (MVZ), das dann besondere Verträge mit Pharmafirmen und Krankenhäusern aushandelt. Das ist besonders attraktiv für private Klinikketten, die massenhaft in MVZs investieren und diese direkt an die eigenen Krankenhäuser ansiedeln. Denn angestellte Ärzte kann man besser unter Druck setzen, in die eigenen Krankenhäuser zu überweisen und nur Präparate von Partnern zu verordnen.

NACH DEM ARZTBESUCH

UMWANDLUNG DER KRANKENKASSEN IN VERKRANKUNGSKONZERNE

Ein besonders folgenreiches Gesetz war die Einführung des sogenannten Gesundheitsfonds zur Finanzierung der gesetzlichen Krankenkassen im Jahr 2009. Vorher erhielt beispielsweise die AOK ihre Beiträge direkt von ihren Versicherten und deren Arbeitgebern, um davon die Behandlungen zu bezahlen. Nun zahlen alle zuerst in einen großen gemeinsamen Topf, den Gesundheitsfonds, der inzwischen annähernd 200 Milliarden Euro schwer ist. Aus diesem Topf erhalten nun Krankenkassen mit vielen kranken Mitgliedern mehr Geld als andere. Das hört sich zunächst solidarisch an, der Effekt ist jedoch ein anderer. Die Gelder werden anhand eines Schlüssels verteilt. Dieser nennt sich Morbiditätsrisikostrukturausgleich, kurz Morbi-RSA. Er erfasst 80 Diagnosen. Je mehr dieser 80 Diagnosen die Mitglieder einer Krankenkasse aufweisen, desto mehr Geld bekommt sie. Nun verstehen sich Krankenkassen heute nicht als Verwalter einer Gemeinschaftsaufgabe, sondern als moderne Konzerne, die im Wettbewerb zueinander stehen. Deshalb müssen auch Krankenkassen stetig wachsen, und dazu müssen sie so viele Diagnosen wie möglich sammeln – und zwar aus den 80 des Morbi-RSA. Deshalb entwickeln sich Krankenkassen immer mehr zu Diagnosesammlern. Sie werben für Vorsorgeprogramme, Check-ups und sogenannte Disease-Management-Programme, vor allem aus diesem Grund. Auf diesem Weg kann man gesunde Mitglieder durch eine überzogene Diagnostik und viel zu niedrige Normwerte ganz schnell zu Diabetikern, Hypertonikern oder Patienten mit Krebsvorstufen machen, obwohl sie diese Probleme gar nicht haben. Und die Ärzte spielen das Spiel leider mit, für ein paar Extraeuro. Und wenn sie nicht mitspielen, bekommen sie inzwischen Anrufe von darauf spezialisierten Krankenkassenmitarbeitern, die sie zur Diagnosevergabe motivieren wollen. Sogar die Menge an Medikamenten wird zur Berechnung des Morbi-RSA herangezogen; deshalb wollen Krankenkassen zwar die Kosten der Medikamente dämpfen, nicht jedoch die Einnahme.

Ein besonderer Anreiz, unnötige Therapien zu fördern, liegt auch darin, dass Krankenkassen nun aktiv daran mitverdienen dürfen. Das funktioniert so: Krankenkassen erhalten aus dem Gesundheitsfonds für bestimmte Behandlungen Festbeträge, etwa für die Therapie eines Leukämiepatienten 150 000 Euro. Diese dürfen sie dann ausschreiben und dem billigsten Anbieter, der eine Knochenmarktransplantation und Chemotherapie auch für 90 000 Euro durchführt, den Auftrag erteilen. Dass dabei redlich rechnende Krankenhäuser unter die Räder kommen, braucht man fast schon nicht

SCHLUSSGEDANKEN: STARKER PATIENT, STARKES GESUNDHEITSSYSTEM

mehr zu erwähnen. Aber vor allem dürfen Krankenkassen die Differenz von 60 000 Euro behalten!
Infolgedessen werden die Krankenkassen zukünftig nicht mehr an der Gesundheit ihrer Versicherten interessiert sein, sondern an möglichst vielen Diagnosen, an deren Behandlungsepisoden sie dann maßgeblich mitverdienen können. Vielleicht sollten wir in Zukunft besser von Verkrankungskassen sprechen.

VERKAUF DER FORSCHUNG

Am folgenreichsten ist jedoch der fast komplette Rückzug des Staates bei der Finanzierung und Regulierung der medizinischen Forschung. Universitäten können ihre Forschung und damit ihr internationales Ansehen nur durch ständiges Einwerben von Industriegeldern, sogenannten Drittmitteln, sicherstellen. Am Beispiel des oben aufgeführten Pharmachefs wird klar, was das bedeutet. Forschung muss industriefreundliche Ergebnisse erbringen. Nur Forscher, die sich dieser Vorgabe beugen, können ihre Karriere sichern, während die anständigen auf der Strecke bleiben. Deshalb repräsentieren die offiziellen medizinischen Behandlungsleitlinien leider oft nicht den wirklichen Wissensstand, sondern weitgehend die Interessen der Hersteller. Das hat tief greifende Auswirkungen auf die Patientenbehandlung in Krankenhäusern und Arztpraxen, weil die meisten Ärzte diese Leitlinien immer noch als obersten Maßstab ärztlichen Handelns ansehen und sie viel zu leichtgläubig in der Patientenberatung umsetzen.
Was bedeutet das für Sie als Patient? In einem solchen Verkrankungssystem stören Informationen über Risiken und Nebenwirkungen; deswegen hat auch keiner wirklich Interesse daran, dass Sie diese ausreichend und in gut verständlicher Form erhalten. Doch dieses System birgt auch eine Chance für Patienten, und es ist an der Zeit, dass sie diese ergreifen.

DAS JAHRHUNDERT DER PATIENTEN

Der Trend zur Ökonomisierung des Gesundheitssystems ist nicht zu stoppen. Patienten werden immer mehr zu Kunden von Medizinanbietern. Deswegen hilft nur der Blick nach vorn. Denn in dieser Entwicklung liegt auch eine Chance.
Warum werden in einer Marktwirtschaft die besseren Autos gebaut? Weil Chancengleichheit zwischen Anbietern und ihren Kunden besteht. Und

NACH DEM ARZTBESUCH

zwar zwischen den gegenläufigen Interessen: hier der Wunsch auf möglichst hohen Profit und dort auf möglichst gute Qualität bei möglichst niedrigem Preis. Verhindert der Staat dann noch Herstellermonopole und lässt möglichst viele Hersteller ihre Arbeit machen, entsteht ein produktiver Wettbewerb um die besten Produkte.

Und wie wird Chancengleichheit für den Kunden hergestellt? Durch Zugang zu hochwertigen Informationen. Für Autokunden kein Problem, ein gutes Auto ist einfach zu erkennen. Schnelligkeit, Verbrauch, Platzverhältnisse – all das kann man selbst gut beurteilen. Außerdem gibt es die unabhängigen TÜV-Berichte, Mängelstatistiken, den ADAC, den AvD und andere Interessensvertretungen von Autofahrern, die gute Informationen zur Qualität der verschiedenen Modelle bieten.

DER KUNDE IST KÖNIG

Ein starker Kunde führt in einer Marktwirtschaft zu immer besseren Produkten. Ein Kunde ist dann stark, wenn er frei zwischen verschiedenen Angeboten wählen kann und sich dafür vorher unabhängig und hochwertig informiert hat.

Diese Dynamik ließe sich auch für die Medizin nutzen. Doch Chancengleichheit steht bisher nur auf dem Papier, genauer in der Patienten-Charta der Bundesregierung, an die sich jedoch keiner gebunden fühlt. Auch ist es schwieriger, die Qualität von Therapien als die von Autos zu bewerten; es gibt keine unabhängigen und schlagkräftigen Interessensvertretungen für Patienten, und nicht zuletzt ist die psychologische Situation des Patienten oft sehr schwierig. Und dennoch – es kann sich etwas ändern. Dann, wenn Patienten anfangen, ihre Grundhaltung zu ändern.

Die meisten Patienten empfinden sich immer noch als Teil eines solidarischen Gemeinschaftssystems, in dem alle ihr gesundheitliches Wohl im Auge haben. Aber diese Einstellung macht sie heute zu einer leichten Beute für profitgetriebene Medizinanbieter. Deshalb fordert das Max-Planck-Institut für Bildungsforschung nun das Jahrhundert der Patienten. Den größten derzeit möglichen Fortschritt für die Medizin sieht das Institut in der Eindämmung der durch die Medizin selbst ausgelösten Erkrankungen. Der Schlüssel hierzu liegt im Zugang zu hochwertigen Informationen, die es Patienten gemeinsam mit ihren Ärzten ermöglichen, eine gute Entscheidung zu treffen. So das Max-Planck-Institut, und dem stimme ich vorbehaltlos zu. Und – der Weg dorthin führt über die richtigen Fragen.

SCHLUSSGEDANKEN: STARKER PATIENT, STARKES GESUNDHEITSSYSTEM

Deshalb müssen sich Patienten viel mehr als bisher auch als Kunden fühlen, wenn sie zum Arzt gehen. Mit der Haltung eines Kunden gelingt es viel besser, erst durch gezielte Fragen auf guten Informationen zu einem Produkt zu bestehen, bevor man sich dafür oder dagegen entscheidet. Ein solches Vorgehen ist durchaus zeitgemäß und steht nicht im Widerspruch zu einem guten Arzt-Patienten-Verhältnis. Denn bekommt der Patient gute Antworten, hat er danach allen Grund, sich wieder vertrauensvoll in die Hand seines Arztes zu begeben.

DIE NEUE PARTNERSCHAFT FÜR EINE BESSERE MEDIZIN

Viele Leser oder Zuhörer meiner Vorträge wenden ein, dass es doch eigentlich die Ärzte sein sollten, die Patienten vor Übertherapien schützen. Viele Ärzte sehen sich auch genau in dieser Rolle und werden ihr dennoch nicht gerecht. Sie vertrauen beispielsweise immer noch blind den offiziellen Behandlungsleitlinien, die sie im Prinzip oft zu verlängerten Verkaufsarmen reiner Industrieinteressen machen. Ich bin Mitglied einer Leitlinienkommission und weiß leider genau, wovon ich spreche. Solche Kollegen wollen das Beste für ihre Patienten, aber sie geraten bewusst oder unbewusst immer mehr unter den Druck, ökonomische Interessen zu vertreten und gegen Patienteninteressen zu handeln.

Als Arzt ist es sehr schwierig, sich gegen diese Entwicklung durchzusetzen. Diejenigen, die die Zusammenhänge sehen und das tatsächliche Patientenwohl in das Zentrum ihres Handelns stellen wollen, brauchen dazu starke Patienten. Patienten, mit denen man Therapieempfehlungen kritisch überprüfen kann, um dann gemeinsam eine vernünftige Entscheidung zu treffen. Dies kann eine Entscheidung für nebenwirkungsreiche, aber notwendige Therapien sein, hinter der dann beide guten Gewissens stehen können. Sehr häufig würden diese Entscheidungen aber auch in weniger Tabletten, weniger Diagnostik und weniger Behandlungen münden. Als Ergebnis würden weniger Nebenwirkungen, weniger unnötige Todesfälle und damit eine bessere Medizin einhergehen. Eine solche neue Partnerschaft für eine bessere Medizin hat das Potenzial, den Fortschrittsschub in der Medizin, den sich das Max-Planck-Institut für Bildungsforschung erhofft, auszulösen. Als zusätzliche Vision könnte einmal eine unabhängige Interessensvertretung für Patienten entstehen, ähnlich einer Gewerkschaft oder eines ADAC oder AvDs, die Therapien frei von Industrieeinfluss tatsächlich unabhängig überprüft und damit informierte Entscheidungen noch leichter macht.

NACH DEM ARZTBESUCH

DAS SYSTEM INS GLEICHGEWICHT BRINGEN

Da ich in einer Managementschule das Thema Stressmanagement unterrichte, komme ich auch manchmal mit Pharmamanagern ins Gespräch, die solche Kurse besuchen. Ich kenne deren Unbehagen bezüglich der aktuellen Situation. Sie wissen genau, dass für den Medikamentenverkauf zu häufig ethische Grenzen überschritten werden. Starke Patienten, die gemeinsam mit ihren Ärzten und Patientenvertretungen das momentane Gesundheitssystem wieder ins Gleichgewicht rücken würden, würden die notwendigen Voraussetzungen für einen besseren und faireren Wettbewerb um die besten Produkte schaffen. Und das wäre auch im Interesse solcher Pharmamanager.
Aber bei einem bin ich mir sehr sicher: Die Initialzündung muss vom Patienten ausgehen. Denn nach Lage der Dinge ist der beste Wahrer von Patienteninteressen der Patient selbst. Als ich begonnen habe, dieses Buch zu schreiben, führte ich darüber ein Gespräch mit einer 75-jährigen Patientin. Sie wandte ein: Wie soll ich denn bitteschön meinem Arzt gegenüber in der Praxis oder im Krankenhaus kritische Fragen stellen? Ich bin doch schon froh, dass ich behandelt werde, und möchte ihn nicht gegen mich aufbringen. Viele Patienten fühlen so, und ich verstehe sie sehr gut. Und dennoch ist diese Haltung nicht mehr zeitgemäß. Wenn man in einer freien Gesellschaft Missstände zum Besseren verändern möchte, dann erfordert dies leider immer wieder auch persönliches Engagement. Das klingt streng, aber darin steckt ja auch die große Chance. Diese Patientin hatte einen viel zu niedrig eingestellten Blutdruck und nahm regelmäßig starke Magentabletten gegen ihr Sodbrennen ein. Nach einer gründlichen Beratung, bei der herauskam, dass bei dieser Patientin keineswegs hohe Risiken bestehen, haben wir gemeinsam zwei der drei Blutdrucktabletten abgesetzt und ebenfalls eine Blutverdünnungstablette, ASS 100, die sie meiner Meinung nach unnötig einnahm und die zu Magenproblemen führen kann. Als Folge fühlte sie sich wesentlich fitter, ihr Sodbrennen hörte auf und sie konnte die nebenwirkungsreichen Magentabletten absetzen.

NICHT IMMER, ABER IMMER ÖFTER

Kurz bevor ich das Schlusswort schrieb, habe ich mit dieser Patientin telefoniert. Sie sagte, sie habe noch einmal genauer über unser Gespräch nachgedacht und gebe mir nun recht: Sie müsse in der heutigen Zeit als Patientin aktiver für ihre Rechte eintreten. Sie hat sogar mit ihrem Hausarzt darüber gesprochen, und siehe da: Ihr Arzt stand ihren kritischen Nachfragen sehr

SCHLUSSGEDANKEN: STARKER PATIENT, STARKES GESUNDHEITSSYSTEM

offen gegenüber und hat im Nachhinein die Medikamentenreduzierung als gut empfunden. In Zukunft, sagte die Patientin, wird sie kritischer nachfragen. Das bedeutet nun nicht, dass jeder Patient gleich auf die Barrikaden gehen muss. Es reicht zunächst aus, mit ein oder zwei Fragen aus dem 5-Punkte-Plan zu beginnen. Etwa damit: Würden Sie diese Tabletten auch Ihrer Mutter verordnen? Veränderungsprozesse brauchen manchmal Zeit, und oft hilft die Clausthaler Devise: nicht immer, aber immer öfter.

Meine Patientin wird von ihrer neuen Haltung profitieren. Und das Gleiche wünsche ich Ihnen von Herzen und freue mich sehr darüber, wenn dieses Buch Sie dabei unterstützt. Denn ein gutes Gesundheitssystem braucht den starken Patienten, und der Weg dorthin führt über gute Fragen.

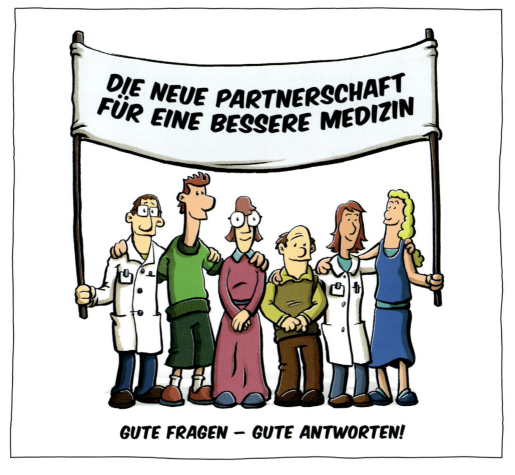

ANHANG

ANHANG

KLEINE AUSWAHL AN HÄUFIG VERORDNETEN MEDIKAMENTEN UND DEREN NEBENWIRKUNGEN

Beschwerden	Möglicherweise verursacht durch Medikamente gegen	Einige wenige Beispiele für Handelsnamen
Schwindel	Bluthochdruck Anspannung, Ängste Schlafprobleme Muskelverspannung Epilepsie Depression	Atacand Bisoprolol Blopress Cipralex Diovan Nembutal Valsartan
Inkontinenz (Kontrollverlust der Blase)	Bluthochdruck Depression Schlafstörung	Cipramil Dilatrend Hygroton Prent Valium
Impotenz	Schmerzen Blutgerinnung (Schlaganfall) Bluthochdruck Diabetes Anspannung, Ängste Depression	Aspirin ASS Diclac Euglucon Fluctin Voltaren Zyprexa
Eine seltene, aber sehr gefährliche Immunreaktion (Agranulozytose) mit Fieber, Schleimhautgeschwüren, Hautnekrosen (schwarzen Stellen) und starker Infektionsanfälligkeit	Schmerzen Fieber Nervenkrankheiten Schilddrüsenüberfunktion Infektionen Gicht Bluthochdruck Epilepsie	ACE-Hemmer-ratiopharm Antibiotika wie Cotrim forte u. v. a. Anafranil Antra Azulfidine Carbistad Favistan Leponex Novalgin Zyloric

AUSWAHL: MEDIKAMENTE UND NEBENWIRKUNGEN

Beschwerden	Möglicherweise verursacht durch Medikamente gegen	Einige wenige Beispiele für Handelsnamen
Thrombosen, Lungenembolien, Schlaganfall	Schwangerschaft	Antibabypille wie Lamuna, Maitalon u. a.
Demenz (z. B. Vergesslichkeit, Desorientierung, Verwirrtheit), oft auch verwechselt mit Alzheimer	Schlafstörung Anspannung, Ängste	Stillnox Tavor Xanax Zolpidem
Depressionen	Bluthochdruck Übergewicht ADHS Epilepsie	Betablocker wie Metoprolol u. v. a. Dexedrine Tegretal
Selbstmordgedanken	Depression Epilepsie Malaria Allergien	Cipramil Keppra Lariam Singulair
Psychosen (Persönlichkeitsveränderungen)	Bluthochdruck Infektionen Herpes Epilepsie Depression Allergien Rheuma	Antibiotika wie Ciprobay u. v. a. Cortison Tegretal Tenormin Tofranil Zovirax
Diffuse Muskelreizungen, »restless legs«	Hohes Cholesterin Nervenkrankheiten	Crestor, Zocor Haldol Locol Mevinacor Neurocil Pravasin Simvastatin Sortis

ANHANG

Beschwerden	Möglicherweise verursacht durch Medikamente gegen	Einige wenige Beispiele für Handelsnamen
Gewichtszunahme	Allergien Depression Schwangerschaft Migräne Diabetes	Antibabypillen Cetirizin Fenistil Flunavert Hydrocortison Insulin Prednisolon
Reizhusten	Bluthochdruck	ACE-Hemmer-ratiopharm Ramipril Lisinopril Lopirin Xanef Acerbon
Asthma	Bluthochdruck	Betablocker wie Tenormin u. v. a.
Magenbeschwerden, Magengeschwüre, Magenblutungen, Sodbrennen	Schmerzen Rheuma	ASS Aspirin Diclofenac Voltaren Ibuprofen
Verdauungsbeschwerden	Infektionen Diabetes	Antibiotika wie Penicillin u. v. a. Metformin Glucobay Januvia Exenatide
Schlafprobleme	Herpes Magenschmerzen Anspannung, Ängste Hohes Cholesterin Asthma	Zovirax Tagamed Dalmadorm Mevinacor Bronchoretard

INTERESSENSKONFLIKTE IN DER DIABETES-TYP-2-LEITLINIE

INTERESSENSKONFLIKTE IN DER DIABETES-TYP-2-LEITLINIE

Im Folgenden finden Sie eine im Originalwortlaut wiedergegebene Liste von Interessenskonflikten der Autoren. Die meisten davon sind Hochschulmediziner, die die aktuellen Diabetes-Typ-2-Behandlungsleitlinien erstellt haben.

R. Landgraf erklärt als Erstautor folgende potenzielle Interessenskonflikte:
- Advisory Boards: AbbVie, GlaxoSmithKline, Lilly Deutschland, Novo Nordisk Pharma, Sanofi-Aventis
- Vortragshonorare: Lilly Deutschland, Novo Nordisk Pharma, MSD, Roche Diagnostics
- Forschungsunterstützung für die Deutsche Diabetes-Stiftung: Alere, Bayer, Beurer, Daiichi-Sankyo, GlaxoSmithKline, IndustrieForum Diabetes, Lilly Deutschland, Novo Nordisk Pharma, Sanofi-Aventis

M. Kellerer erklärt als Mitautorin folgende potenzielle Interessenskonflikte:
- Vortrags- und Beratungshonorare: BMS, AstraZeneca, UCB-Pharma, Boehringer Ingelheim, MSD, Lilly, Sanofi, Roche, Novartis, Janssen-Cilag
- Aktien und Beteiligungen: keine

E. Fach erklärt als Mitautorin, dass sie keine wirtschaftlichen oder persönlichen Verbindungen im genannten Sinne hat.

B. Gallwitz erklärt als Mitautor folgende potenzielle Interessenskonflikte:
- Advisory Boards/Beratertätigkeit: AstraZeneca & Bristol Myers Squibb, Boehringer Ingelheim, Eli Lilly & Co., Hoffmann-La Roche, Merck Sharp & Dohme, Novartis, Novo Nordisk
- Forschungsunterstützung: AstraZeneca, Boehringer Ingelheim, Eli Lilly & Co., Novartis, Novo Nordisk (direkt an Eberhard-Karls-Universität Tübingen)
- Vortragtätigkeiten: Abbott, AstraZeneca & Bristol-Myers Squibb, Boehringer-Ingelheim, Menarini/Berlin-Chemie, Eli Lilly & Co., Hoffmann-La Roche, Merck Sharp & Dohme, Novartis, Novo Nordisk, Sanofi, Takeda
- Firmenanteile/Aktien: keine

A. Hamann erklärt als Mitautor folgende potenzielle Interessenskonflikte:
- Forschungsunterstützung: Novo Nordisk, Lilly, MSD, AstraZeneca, Boehringer Ingelheim
- Vortragtätigkeit: AstraZeneca, Bristol-Myers Squibb, MSD, Boehringer Ingelheim, Berlin Chemie, Lilly, Novo Nordisk, Novartis, Sanofi-Aventis
- Beratertätigkeit: Lilly, GlaxoSmithKline, AstraZeneca, Boehringer Ingelheim, Bristol-Myers Squibb, Merz, MSD, Janssen-Cilag

H.G. Joost erklärt als Mitautor folgende potenzielle Interessenskonflikte:
- Beratertätigkeit: MSD und Novartis
- Vertragshonorare von MSD, Novartis und Novo Nordisk
- Aktienbesitz der Fa. Bayer

ANHANG

H. H. Klein erklärt als Mitautor folgende potenzielle Interessenskonflikte:
- Beratungsgremium: AstraZeneca, Janssen Cilag, GlaxoSmithKline
- Vortragshonorar: Berlin-Chemie

D. Müller-Wieland erklärt als Mitautor folgende potenzielle Interessenskonflikte:
- Mitglied im Advisory Board und Vortragshonorare in den letzten 3 Jahren von folgenden Firmen: MSD, BMS/AstraZeneca, Daiichi-Sankyo, Novartis, Boehringer Ingelheim, Roche Pharma

M. A. Nauck erklärt als Mitautor folgende potenzielle Interessenskonflikte:
- Mitgliedschaft bei Beratungsgremien: Amylin Pharmaceuticals, Berlin Chemie, Boehringer Ingelheim, Eli Lilly & Co., Hoffmann-La Roche, Intarcia Therapeutics, Janssen Global Services, Merck Sharp & Dohme, Novo Nordisk, Sanofi-Aventis Pharma, Takeda, Versartis
- Honorare: Amylin Pharmaceuticals, AstraZeneca, Berlin-Chemie, Boehringer Ingelheim, Bristol Myers Squibb EMEA, Diartis Pharmaceuticals, Eli Lilly & Co., Hoffmann-La Roche, GlaxoSmithKline, Lilly Deutschland, ManKind, Merck Sharp & Dohme, Novartis Pharma, Novo Nordisk (Mainz und Dänemark), Sanofi, Takeda, Wyeth Research
- Forschungsunterstützung: Monozentrische, forschungsinitiierte Studien: Berlin-Chemie, Eli Lilly & Co., Merck Sharp & Dohme, Novartis Pharma Multizentrische, klinische Studien: AstraZeneca, Boehringer Ingelheim, GlaxoSmithKline, Lilly Deutschland, MetaCure, Roche Pharma, Novo Nordisk, Tolerx

H.-M. Reuter erklärt als Mitautor, dass er in den letzten 3 Jahren in Beratungsgremien für Lilly Deutschland, Berlin-Chemie, MSD, Novo Nordisk, BMS und AstraZeneca tätig gewesen ist und Vertragshonorare von Lilly, MSD, Berlin-Chemie, BMS und AstraZeneca erhalten hat.

S. Schreiber erklärt als Mitautor, dass er wahrend der letzten 3 Jahre keine wirtschaftlichen oder persönlichen Verbindungen in Bezug auf das Manuskript hatte.

E. Siegel erklärt als Mitautor, dass er während der letzten 3 Jahre keine wirtschaftlichen oder persönlichen Verbindungen in Bezug auf das Manuskript hatte.

S. Matthaei erklärt als Mitautor folgende wirtschaftliche Verbindungen in Bezug auf das Manuskript:
- Mitarbeit in Beratungsgremien bzw. Erhalt von Honoraren für wissenschaftliche Vorträge: MSD, AstraZeneca, Lilly, BMS, GSK, Berlin-Chemie, Novo Nordisk, Medscape, Roche, Eimsed, Abbott Bayer, Novartis, Sanofi, Falk Medical Training, Pri-Med, Omnia-Med, Boehringer, Daichi, C8, Synexus, Janssen, Pharma-Insight, Medical Tribune, Kirchheim-Verlag

DANKE

Solch ein Buch steht auf den Schultern vieler, die den Mut haben, die Schattenseiten der Medizin zu erforschen und öffentlich zu machen. Viele Freunde macht man sich damit in der Medizin nicht. Exemplarisch darf ich die beeindruckende Arbeit von Prof. Dr. med. Ingrid Mühlhauser an der Universität Hamburg nennen, die ich darüber hinaus stets um Rat fragen durfte.
Bedanken möchte ich mich wieder einmal bei Dr. Maja Storch, Psychologin an der Universität Zürich, die mich bei der Konzeption des psychologischen Tests beraten hat. Es ist eine Freude, mit ihr zusammenarbeiten zu dürfen.
Prof. Dr. Elart von Collani ist emeritierter Mathematikprofessor aus Würzburg und hat freundlicherweise mein Manuskript durchgesehen. Ich denke mir oft, dass er als echter Statistikexperte an uns Medizinern und unserem Umgang mit mathematischen Regeln verzweifeln müsste. Umso dankbarer bin ich für seine wertvollen Hinweise.
Meinem Kollegen Dr. med. Til Uebel danke ich herzlich für die vielen fachlichen Gespräche und seine überaus kompetenten Hinweise.
Meiner Schwester Bärbel Reismann und Dr. Christine Schwall-Hoummady danke ich für die kompetente Durchsicht des Manuskripts und die wertvolle Anregung für Verbesserungen.
Viele meiner Patienten haben während der Zeit des Buchschreibens auf vieles länger warten müssen als üblich: Atteste, Berichte und Briefe. Für ihre Geduld und ihr Wohlwollen möchte ich mich ebenfalls ganz herzlich bedanken.
Meinem Verlag, Südwest, und meiner Lektorin Dr. Ulrike Kretschmer danke ich für die großartige Umsetzung des Buches und Herrn Jansen für die wunderbaren Zeichnungen.
Meine liebe Frau Valérie und meine beiden Goldstücke, Rosalie und Josefine, haben auch diesmal meine geistige Abwesenheit klaglos ertragen und mich so toll unterstützt. Dafür und für so viel mehr liebe ich euch!

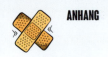 **ANHANG**

KONTAKT

Wenn Sie sich für meine Angebote und Bücher interessieren, würde ich mich freuen, wenn Sie einmal auf meiner Homepage vorbeischauen: *www.gunterfrank.de*. Dort finden Sie viele Informationen zu meiner Arbeit und können auch die in diesem Buch vorgestellten Checklisten für sich herunterladen.
Geben Sie dazu in die Suchfunktion ein: Checklisten - Fragen Sie Ihren Arzt

Wenn Sie mit mir Kontakt aufnehmen möchten:
Dr. med. Gunter Frank
Uferstraße 60
69120 Heidelberg
info@gunterfrank.de

Ein kleiner Hinweis: Mir ist sehr bewusst, dass viele Patienten sich von der Medizin nicht verstanden fühlen und verzweifelt Rat suchen. Doch es wäre nicht seriös, ohne Grundlage eines Gesprächs und einer Untersuchung Behandlungsratschläge zu geben. Ich bitte deshalb um Verständnis, wenn ich dem Wunsch nach einer ärztlichen Antwort auf persönliche medizinische Fragen außerhalb meiner Sprechstunde nicht nachkommen kann. Ich freue mich jedoch über jede Anregung und jeden Hinweis zu diesem Buch.

QUELLEN

Ausführliche Quellenangaben und Hintergründe zu den Inhalten dieses Ratgebers sind in meinen letzten beiden Sachbüchern enthalten:
Schlechte Medizin – ein Wutbuch. Albrecht Knaus Verlag, 2012
Gebrauchsanweisung für Ihren Arzt – was Patienten wissen müssen. Albrecht Knaus Verlag, 2014
Die wichtigsten Quellen für diesen Ratgeber können Sie auch auf meiner Homepage aufrufen. Geben Sie dazu in die Suchfunktion ein: Quellen - Fragen Sie Ihren Arzt

LITERATUREMPFEHLUNGEN

Im Folgenden finden Sie eine kleine Auswahl an Büchern, die die Probleme der modernen Medizin eindrucksvoll untermauern:

Goldacre, Ben: *Die Pharma-Lüge: Wie Arzneimittelkonzerne Ärzte irreführen und Patienten schädigen,* Kiepenheuer & Witsch, 2013

Gøtzsche, Peter C.: *Tödliche Medizin und organisierte Kriminalität: Wie die Pharmaindustrie unser Gesundheitswesen korrumpiert,* Riva, 2014

Stolze, Cornelia: *Krank durch Medikamente: Wenn Antibiotika depressiv, Schlafmittel dement und Blutdrucksenker impotent machen,* Piper, 2014

Wittig, Frank: *Die weiße Mafia: Wie Ärzte und die Pharmaindustrie unsere Gesundheit aufs Spiel setzen,* Riva, 2013

REGISTER

1er-Studien 41ff., 56f., 70, 75

5-Punkte-Plan 50ff., 149
5-Punkte-Plan, auf einen Blick 84ff.
5-Punkte-Plan, Checkliste 123ff.

Abrechnungssysteme, neue (Folgen) 143
Absolute Risikominderung 59, 64
Allergien 20
Alzheimer-Erkrankungen 138
Ängste 17, 78, 90f., 93, 97, 102, 106, 109ff., 117
Anwendungsstudien 35ff. siehe auch Studien
Arzneimittelzwischenfälle 10
Arznei-Telegramm (Info-Plattform) 141
Arztbesuch, Leitfragen 50ff.
Arztbesuch, nachbereiten 122ff.
Arztbesuch, vorbereiten 20ff.
Ärzte, Internetbewertungen 140
Ärztekammern 11
Arztwahl 140f.
Aufklärung, mangelnde 8f.

Bagatellerkrankungen 20
Bandscheibenoperationen 28, 134f.
Bauchgefühl siehe Intuition
Bedenkzeit erbitten 115f.
Behandlungen, ausreichende Informationen zu 8f., 12, 14ff., 23
Behandlungen, massiv ansteigende 10
Behandlungsalternativen, echte 73ff.
Behandlungsleitlinien, wissenschaftliche 11, 23, 81f., 145, 147
Behandlungsziel 50ff., 123
Beipackzettel 67ff., 80
Beratungsgespräch, ärztliches 8ff., 13ff., 23f., 50 s. a. Arztbesuch, Leitfragen/- nachbereiten
Beratungssituation, Gesamteindruck 128
»Best Practice« 24
Bluthochdruck 13, 27, 30, 36, 39, 52f., 58ff., 69f.
Blutverdünnung 61ff., 69
Blutzuckereinstellung 15, 69f.
Brustkrebs, Therapien 74, 129f.
Brustkrebs-Früherkennung 28, 58f., 63f., 77f.

Chemotherapien 34, 44, 52f., 62, 74, 118, 129f., 144
Chipkarte siehe Gesundheitskarte, elektronische
Chirurgie 28
Cholesterinsenkung (Entscheidungsfindung) 136f.
Cholesterinspiegel 27, 35, 41, 52f., 66f., 69f., 136, 138, 141

Darmkrebsvorsorge 28
Demenz-Erkrankungen 138
Der Spontane (Grundtyp) 92f., 100ff., 110, 118
Der Warner (Grundtyp) 92f., 96f., 102, 108, 117
Diabetes mellitus 27, 36, 45, 51ff., 69, 81f., 153f.
Diagnosestellung (Beispiel) 51f.
Diagnostik, überflüssige 9, 147
Die Vernünftige (Grundtyp) 92f., 98f., 102, 109, 117f.
Die Zuversichtliche (Grundtyp) 92ff., 102, 107, 116f.
Doppeluntersuchungen vermeiden 20f.

Einfluss, ökonomischer 9
Entscheidungsfindung 122ff.
Entscheidungsfindung Bandscheibenoperation 134f.
Entscheidungsfindung Cholesterinsenkung 136f.
Entscheidungsphase 129f.
Erfahrung, therapeutische, des Arztes 23ff., 42ff., 56, 64, 72, 122
Erkrankung, Bezeichnung und Definition 50f.
Ersatzwirkungen (Tabelle) 53
Evidenzbasierte Medizin (EBM) 40, 56

Fachjargon 13f., 17
Faktenboxen 75ff.
Fallbeispiele 58, 74ff., 112ff., 129f., 148f.
Fehleinschätzungen eingestehen 29f., 72
Forschung, medizinische 145
Fortbildungen, bezahlte 32f.
Fragen, Hindernisse am 111, 119
Fragenkataloge 29f., 34, 42, 50ff., 64, 71f., 80, 82f.

ANHANG

Frühkarzinome 28
FSME-Impfung (Frühsommer-Meningoenzephalitis) 76f.

Gelenkoperationen 10
Gesamtsterblichkeit 65ff.
Gesundheitsfonds der Krankenkassen 144f.
Gesundheitskarte, elektronische 20f.
Gollwitzer, Peter, Psychologieprofessor 111
Grafiken 73f., 80
Grundwissen, medizinisches 23

Halbgott-Szenario 91
Harding-Zentrum für Risikokompetenz 77
Heilungsverlauf, natürlicher 23, 50, 54ff., 124
Herzinfarktrisiko 41, 58ff., 65ff., 71, 112
Hormontherapie 74
HOT-Blutdruckstudie 58
Hüftoperationen 10, 14

IGeL (individuelle Gesundheitsleistungen) 31f., 118
Intelligenz, emotionale 25, 132
Interessenskonflikte, finanzielle 81f.
Internet, Informationsportale 141
Interventionsstudien, prospektive, randomisierte 40
Intuition, ärztliche 24ff., 83

Knieoperationen 28
Körpersignale 26
Krankenhäuser, private 32, 143
Kreuzbandriss (Faktenbox) 75f.
Kuhl, Julius, Psychologieprofessor 92f.
Kurznarkose 113, 115

Langzeittherapien, Nutzen 27f.
Lebenserwartungen, statistische 39f., 54, 65ff., 116
Lebensverlängerung als Ziel 62, 64, 71
Lokalanästhesie 113
Lymphdrüsenkrebs 44

Mammografie siehe Brustkrebs-Früherkennung
Marcumar-Behandlung 61f.
Marker, somatische 26

Medikamente, Auslassversuch 138
Medikamente, typische Nebenwirkungen 138, 150ff.
Medikamentenverordnungen, unnötige 10f., 13
Medizin, defensive 30
Medizin, moderne, Schattenseiten 9ff.
Medizinisches Versorgungszentrum (MVZ) 143
Mezis-Ärzte (Homepage: www.mezis.de) 140
Morbi-RSA (Morbiditätsrisikostrukturausgleich) 144

Narkosemittel, kurzwirksames 115
Nebenwirkungen von Therapien 23, 27, 44, 50, 63, 65ff., 116ff., 126, 150ff.
Nichtbehandlung 138 s. a. Heilungsverlauf, natürlicher
Nichtwissen/Wissenslücken des Arztes 16
NNT (Number needed to treat) 59ff., 67f., 70, 76f.
Normwerte, Absenkung 70
Notfallbehandlungen 10, 26, 43, 45, 52, 55

Operationen 9f., 14, 22, 28, 34, 39, 43, 56, 65, 71, 74ff., 80, 84, 115, 118, 122, 124, 129f., 134f., 139
Osteoporose 53

Patient, psychologische Situation 17
Patientenberatungsstellen 32
Patientendokumentation, selbst führen 20ff.
Patientendokumentation, Vorlage 22
Patientenentscheidung, informierte 9
Patientenrecht einfordern 17
Patientenrolle, aktive 91, 145ff.
Patiententyp, Test 103ff.
Patiententyp, Test-Auswertung 107ff.
Patientenuntergruppen 62ff.
Persönlichkeitsgrundtypen beim Arztbesuch 102
Persönlichkeitsmodell nach Julius Kuhl 92ff.
Pharmafirmen, Umsatz steigernde 9ff.
Placebobehandlung (Scheinbehandlung) 55ff., 64
Primär-/Sekundärprävention 69f., 71, 136
Prognosen allgemein 24

REGISTER

Prostata, Gewebeentnahme 113f.
Prostatakrebs-Früherkennung mittels digital-rektaler Untersuchung 78ff.
Prostatakrebsvorsorge 78ff.
PSA-Bluttest (PSA-Screening) 78ff.
PSA-Wert 79f.
Psychologische Patientensituation 90ff.

Radgrafik zum Patiententyp-Test 106
»Relatives Risiko« 57ff., 75
Rentenbetrug 40
Risikofaktoren siehe Relatives Risiko bzw. Absolute Risikominderung

Sackett, David, kanadischer Mediziner 40
Schadensersatzprozesse 30
Schlaf-/Beruhigungsmittelmissbrauch 138
Schlaganfallrisiko 61ff., 66, 112f., 136f.
Schmerzfreiheit 115
Shared Decision Making 73f., 130
Statine 27, 41, 66f., 69, 136
Statistiken, Umgang mit 35
Stichprobe, repräsentative 38
Stress 13, 90f., 108f., 111f.
Studien, wissenschaftliche 11, 15f., 23f., 35ff., 55f., 75f., 81, 116, 118, 122, 142
Studiendesign 40
Studien-TÜV 40ff., 56
Surrogat-Parameter (Ersatzwirkung) 52f.
SV-Ausweis, grüner (DDR) 21

Therapie, Nutzen und Risiken erfragen 14, 50ff.
Therapieentscheidungen 44ff., 50ff.
Therapieerfolg, Einschätzung (Tabelle) 43
Therapiekontrolle (Checkliste) 139
Todesfälle, vermeidbare 10f.
Tumoroperationen 28

Übergewicht 82, 138
Überheblichkeit des Arztes 30, 47, 111, 122
Übertherapien 9ff., 30f., 34, 70, 140, 142, 147
Umdenkprozesse auslösen 130
Umsatzmaximierung 31
Untergruppen 62ff.
Vereinigungen, kassenärztliche 11
Verkrankungssystem 142ff.

Verschreibungsverhalten 32
Vorhofflimmern 61f.
Vorinformationen siehe Patientendokumentation
Vorsorgeuntersuchungen/-screening 15, 55, 77ff.

Wahrscheinlichkeitsfaktor 44
Wahrscheinlichkeitsrechnung, mathematische 36f.
Wechselwirkungen von Medikamenten 20, 68f., 71
Wenn-dann-Pläne 111ff.
Wenn-dann-Pläne, für die vier Grundtypen 116ff.
Wenn-Dann-Pläne, persönliche 119

Zeckenimpfung siehe FSME-Impfung
Zweitmeinung 46, 64, 70, 73, 117f.

..., ist ohne Zustimmung des Verlags urheberrechtswidrig und strafbar. Dies gilt auch für Vervielfältigungen, Übersetzungen, Mikroverfilmung und für die Verarbeitung mit elektronischen Systemen.

Hinweis
Die Ratschläge/Informationen in diesem Buch sind von Autor und Verlag sorgfältig erwogen und geprüft, dennoch kann eine Garantie nicht übernommen werden. Eine Haftung des Autors bzw. des Verlags und seiner Beauftragten für Personen-, Sach- und Vermögensschäden ist ausgeschlossen.

Der Verlag weist ausdrücklich darauf hin, dass bei Links im Buch zum Zeitpunkt der Linksetzung keine illegalen Inhalte auf den verlinkten Seiten erkennbar waren. Auf die aktuelle und zukünftige Gestaltung, die Inhalte oder die Urheberschaft der verlinkten Seiten hat der Verlag keinerlei Einfluss. Deshalb distanziert sich der Verlag hiermit ausdrücklich von allen Inhalten der verlinkten Seiten, die nach der Linksetzung verändert wurden, und übernimmt für diese keine Haftung.

Bildnachweis
Alle Comic-Illustrationen stammen von Christoph Jansen, nach einer Idee/Vorlage von Dr. Gunter Frank, mit Ausnahme von: Shutterstock: 7, 19, 22, 49, 50, 90, 121, 150 (denk creative).
Innenteilfotos:
Fotolia: 12 (Kaspars Grinvalds), 51 (Fotolia_Dan Race), 72 (Sabimm); Gettyimages: 80 (Pali Rao), 132 (Henglein and Streets); Plainpicture: 83 (Franke + Mans), ...stend61), 120/121 (Kniel Synnatzutterstock: 6/7 (michaeljung), ...ign), 48/49 (Monkey Business ... 5 (Alexander Raths).

...tion
...ezniak

Projektleitung
Sarah Gast

Redaktion
Dr. Ulrike Kretschmer, München

Korrektorat
Susanne Langer, M.A.

Gestaltung und Satz, DTP
Christoph Dirkes, Neuenkirchen
www.mediathletic.com

Layout
*zeichenpool, München

Umschlaggestaltung
*zeichenpool, München,
unter Verwendung eines Fotos von
© Südwest Verlag/Christian M. Weiss

Reproduktion
Artilitho snc, Lavis (Trento)

Druck und Verarbeitung
Těšínská tiskárna a.s., Český Těšín

Printed in the Czech Republic

ISBN: 978-3-517-09413-7

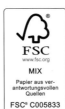

Verlagsgruppe Random House FSC® N001967
Das für dieses Buch verwendete FSC®-zertifizierte Papier *Profimatt* liefert Sappi Ehingen.